Cuando la salud está ausente, la sabiduría no puede
revelarse, el arte no se puede manifestar, fuerza no puede
ser ejercida, la riqueza es inútil y razón es impotente.

Hemophilis, 300AC

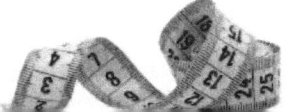

INTRODUCCIÓN:

El propósito de este libro es proporcionarle información sobre el manejo del peso, al tener las preguntas más frecuentes de aquellas personas han intentado perder peso. Esta es una guía informacional, no es para el beneficio de ninguna empresa o industria, esta información se puede usar si usted está interesado en perder peso.

Para que nosotros entendamos el sobrepeso y la obesidad, tenemos que saber la definición según la Organización Mundial de la salud (OMS), dice que es una acumulación extra de grasa en el cuerpo que causa problemas de salud. Básicamente lo que quiere decir, es que si se tiene más grasa en el cuerpo, el tejido graso adicional eventualmente le enfermará.

Aproximadamente el 60 % del total de costos hacia la salud en atención medica se deben sin duda al sobrepeso y la obesidad; en los Estados Unidos, México y todos los demás países, la diabetes, enfermedades cardiovasculares y cánceres van en aumento, buena parte de estos costos se dan en estas tres enfermedades.

En los Estados Unidos uno de cada tres hombres, están en algún tipo de dieta para perder peso. Dos de cada tres mujeres están en algún tipo de dieta para perder peso. Parece que todo el mundo sabe qué hacer, pero no es perder peso solamente, también mantener los resultados a largo plazo.

Durante los últimos 20 años el sobrepeso y la obesidad al menos se duplicado o incluso triplicado. La obesidad en los Estados Unidos se considera una enfermedad; oficialmente tiene un código ICD-9.

La causa número uno de muerte en los Estados Unidos Mexicanos, son sin duda las enfermedades cardiovasculares, México tiene la mayor incidencia de diabetes y México tiene un 37.5% del total

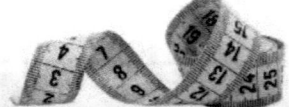

de la población es obesa, en Estados Unidos el 35.7% del total de la población es obesa, esto sin contar la gente que tiene sobrepeso.

Según la CDC en los Estados Unidos el 17% de los niños de 2 a 18 años son obesos, más niños están subiendo de peso y es algo preocupante porque para muchos de estos niños el futuro es incierto debido a su salud. He visto personalmente niños de apenas 12 años de edad con alta presión, otro problema común es la hipoglucemia en adolescentes, esto ya no es algo cosmético es uno de las mayores crisis en la salud.

Entre las edades de 2 a 5, la cantidad de niños obesos ha disminuido, pero 13.5% de los niños en los Estados Unidos es aún muy alto, lamentablemente la obesidad en los hispanos y afroamericanos jóvenes es prevalente en las estadísticas totales, son más altas.

Los hechos no son para asustarle, sino para que usted pueda actuar contra este problema, este problema puede cortar su vida por la mitad y usted no estará disfrutando de su vida a plenitud. Cuando no está al cien por ciento, no puede actuar al 100%. En realidad perder peso es simple, fácil y no doloroso si tiene la información correcta de la fuente correcta. El problema es que muchas personas/ compañías/industrias se están beneficiando de su dolor; es hora de actuar inteligente, obtener la información correcta, tener las herramientas adecuadas y luchar con conocimiento.

Para la mayoría de la gente que más sufre sobrepeso y obesidad es común volverse diabéticos, la diabetes tipo II va en aumento, así, sólo el 12% de la población diabética tiene la enfermedad bajo control, se cree que en Estados Unidos el 60% de la población son pre-diabéticos, o ya tienen hipoglucemia. Esta enfermedad sola puede destruir literalmente su cuerpo con el tiempo. La mayoría de los pacientes después de tener esta enfermedad, a los que me ha tocado ver como pacientes, tienen problemas con la caída de su cabello, sus dientes, su piel, principales órganos como los riñones, hígado, corazón, visión, neuropatías de extremidades inferiores.

El sobrepeso y la obesidad es muy lucrativa para algunas industrias, para la industria del ejercicio tiene un valor de aproximadamente 2 billones de dólares y la industria de la salud tiene un valor de $ 1 trillón dólares, y como usted recuerda, antes dijimos que el 60% es causado por el sobrepeso y la obesidad.

Mi forma de combatir a este problema es empezar tomando el control de su propia salud y su cuerpo, porque al final del día usted es quien paga dinero extra, y también es quien está sufriendo.

En esta guía le voy a dar las respuestas a las preguntas más frecuentes de mis pacientes y clientes, estas respuestas serán dadas de forma sencilla en un tono de voz que todo mundo pueda entender, un lenguaje común; y a veces haré referencias a historias de cliente/paciente, para facilitar esta explicación.

Muy bien, estamos listos, vamos a iniciar.

Obtenga Gratis 10 Tips para perder peso fácilmente , visite www.saludablefelizdelgada.com

El Doctor en el futuro no dará ninguna medicina pero pondrá interés en sus pacientes, en el cuidado de la estructura humana, en la dieta y en su causa y prevención de la enfermedad.

Thomas Edison.

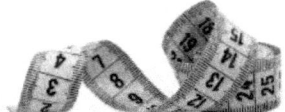

CAPÍTULO 1

Por qué estoy haciendo esto?

Desde que era una niña pequeña, mi pasión era en la medicina, desde que yo recuerdo, solía jugar con mi papá yo era el doctor y mi padre mi paciente, mi padre jugó este juego conmigo hasta los 13 o 14 años, o tal vez mi pasión nació en la lucha por mi salud, siempre estaba enferma cuando era niña, dos veces casi no lo lograba, usted a que me refiero. En un momento dado los médicos informaban a mis padres que tenía sólo unas pocas horas de vida, sé lo que es estar enferma y sé lo importante que es estar sano.

Cuando fui a la Universidad, la primera vez fue en ingeniería en el campo de la agricultura, nunca entendí por qué yo creía que esa pasión por la medicina había muerto o tal vez no quiera seguir por ese camino.

Pero cuando tienes un propósito en la vida, siempre las cosas van a caer en su lugar; No importa lo que haga, vuelve otra vez; para que usted pueda cumplir con su destino. Esto no es algo mágico todo, mundo tiene un propósito en la vida, siempre tiene que seguir un camino cueste lo que cueste, y esto lo he aprendido en el camino difícil, cuando mi hijo más joven se enfermó.

Cuando mi hijo cumplió su primer año de vida, para ser exactos, tres días después de su cumpleaños, recuerdo claramente que lo llevamos en su primer año al doctor para el chequeo general , un día antes de su cumpleaños, tres días después tenía sus ganglios linfáticos inflamados hasta el punto que era perceptible desde lejos. Lo llevé al pediatra inmediatamente, lo primero que me dijo fue, no sé qué tiene este niño, pero sí sé que es algo muy serio, lo tenía que admitir en el hospital.

Inmediatamente mi reacción fue negación, usted no quiere escuchar que su hijo está enfermo, inmediatamente después

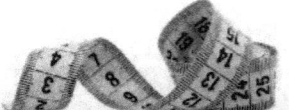

lo llevé a otro médico, este otro doctor me dijo exactamente lo mismo, tenía que admitir a mi hijo al hospital, me dijo prácticamente lo mismo, lo llevé a cinco pediatras en total, antes de entrar al hospital. En el hospital durante el primer mes, fue como si me montara en una montaña rusa de emociones, un día que tenía cáncer, otro tenía tuberculosis, leucemia, todas las enfermedades terribles, sospechaban que mi hijo las tenía. Después de un mes los médicos vinieron a hablar conmigo y decirme que ya sabían lo que mi hijo tenía, el nombre de esta enfermedad es Hystiocitosis. Después de que se marcharon, sentí un tipo de alivio porque; no sabía lo que era, pensé un día que era como un resfriado. Luego al día siguiente que los doctores me trajeron mucha literatura para leer acerca de la enfermedad pues resultó algo realmente serio, un trastorno auto inmune.

La Hystiocytosis es una rara condición que ocurre uno en 1 millón, estaba tan enojada, porque sentía que Dios estaba ensañándose con mi hijo y una vez orando dije -no sé si tú, el Dios que tanto he querido exista pero no quiero ni orar otra vez- en mi mente me imaginaba un señor contando un millón y ese era mi hijo. Estaba tan enojada porque mi hijo no debería de estar enfermo, mi niño era deseado, siempre me he cuidado, no bebo, no fumo, nunca he consumido ningún tipo de drogas, siempre nos alimentamos bien, le di pecho a mi hijo siempre comió muy saludable, no era para que mi hijo estuviera enfermo. Era horrible ver a mi niño pasar por la quimioterapia y todos los procedimientos que les hacen, ver que su hijo le pide ayuda por medio de sus ojitos pero yo no poder hacer nada.

Mi hijo estuvo en el hospital, internado por alrededor de un año después de eso, era difícil hacer algo además de estar a su lado en el hospital. En un momento me enfadé tanto que decidí nunca rezar otra vez.

Puesto que los médicos convencionales no tenían una respuesta para mi hijo, tomé el asunto en mis propias manos, regresé a la escuela estudiar medicina naturista, medicina oriental, hipnosis y nutrición, para ayudar a mi hijo. Créame, no fue fácil porque a esas alturas ya tenía mis tres hijos, esposo y tenía que trabajar, mis hijos eran pequeños y el principal ingreso al hogar era el mío. Pero tenía que ayudar a mi hijo que era mi principal preocupación, entonces, intentarlo todo con él, las hierbas, medicina oriental, medicina homeopática, acupuntura, esencia de flores, nutrición e incluso implementar algunos cambios de estilo de vida.

Para mí, estudiar y buscar respuestas para mis pacientes, era encontrar una respuesta para mi propio hijo, aprendí tanto, pues siempre puse el cien por ciento cuando estaba tratando a cada paciente. En la escuela decían que algunos pacientes con ciertas enfermedades te van a seguir más que otros, los pacientes que a mí me siguen son los pacientes con diabetes, dolor y cuidado del sobrepeso y obesidad. Al principio para mí fue difícil porque no entendía el problema, parece tan fácil cuando me lo explicaban a mí en la escuela, todo era acerca de calorías.

Tengo que admitir que nunca tuve problemas con el peso, por eso no sabía cuál era el verdadero problema, yo personalmente creía que era muy fácil; para nada. Al principio esta era la recomendación típica, comer menos calorías y aumentar el ejercicio, para algunas personas consiguen resultados al principio y luego un mes más tarde, o dos meses más tarde estábamos en la misma situación y a veces peor, frustrada porque no tenía buenos resultados. En algunos incidentes, iba a la recepción para verificar algunos papeles y la mayoría de mis pacientes me estaban esperando, iban allí para control de peso, escondían lo que comían, comida tales como dulces, refrescos, frituras o productos de panadería, también cuando estaban en la consulta me mentían. Así que no había entendido lo que está pasando, para mí era como si quisieran bajar de peso, pero no hacían nada de lo que deberían hacer, era confuso, parecía que yo era el Departamento de Policía de la comida.

Si usted me conociera, sabría que para mí esto se convirtió en un reto y tenía que hacer algo; bueno yo me enfoque

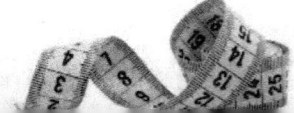

en tomar más clases, como la hipno-terapia, nutrición, cursos relacionados con el manejo del peso, libros, me inscribí a un montón de cursos en línea, incluso estudie más de 100 dietas para comprenderlas. Después de toda esta locura entré en un sentido, como si fuera un clic, me puse a pensar lo que he hecho en mi vida toda la vida, era lo que deberían de hacer todo mundo, funciona; yo era una prueba de ello.

Esto es lo que descubrí:

Las dietas no funcionan, el ejercicio se necesita menos de la que todos dicen, hay cinco diferentes causas que pueden provocar aumento de peso; no sólo los alimentos y ejercicio es la respuesta. Por esta razón quiero asegurarme de que usted entiende las causas, también voy a abordar las preguntas más frecuentes que tiene en su mente. Algunos de estos conceptos nunca los encontrarán en ningún otro lugar.

La mayoría de mis clientes y pacientes, necesitan un programa completo; No solamente retazos y pedazos de lo que deberían de hacer. También descubrí que mucha gente estaba haciendo algunos procedimientos peligrosos que pueden tener graves efectos secundarios negativos y esto es lo más importante que para mí, eso lo que yo quiero que usted sepa, cómo puede lograr su cometido sin peligro, mejorar su salud, mejorar su aspecto físico y sentirse bien.

Lo ideal es someterte a un programa que le haga saludable, feliz, delgado y sin las tormentosas dietas, para obtener resultados de forma permanente. Perder peso es fácil si tiene los conceptos bien estudiados y si tiene al profesor adecuado.

Obtenga Gratis 10 Tips para perder peso fácilmente , visite www.saludablefelizdelgada.com

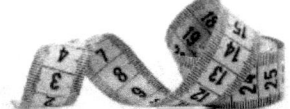

El cuerpo humano está diseñado para resistir un número infinito de cambios y los ataques provocados por su entorno. El secreto de una buena vida exitosa es los ajustes a la evolución de factores estresantes en el cuerpo.

Jarry J. Johnson

Capítulo número dos.

Estas son las preguntas más frecuentes que la gente me hace:

¿Cuál es la mejor dieta?

Mi respuesta siempre es, no hay dieta; la dieta ideal es lo que usted personalice para usted mismo; utilizando alimentos y sabores que le gustan, haciendo cambios simples y fáciles.

Déjeme contarle historias de una de mis clientes, ella vino a mí, quería perder sólo 15 kilos, me dijo que era literalmente imposible hacer eso porque ya había intentado tantas dietas, ejercicio, pero no puedía perder el peso extra. Una de las cosas que me preguntó, era si me gustan los desafíos; porque ella era un desafío. Le dije que siempre podía intentar, que me diera tres meses y vería los resultados.

Mi enfoque fue la comida, para obtener resultados rápidos y fáciles, pero yo sabía que no era una solución permanente, era temporal. En el segundo mes me metí en el aspecto emocional de la persona y el estrés en ella, eso fue lo que en realidad dio resultados. Ella perdió peso y lo mantuvo después de un año y medio, se ve fantástica y se siente increíble por lo que ella comenta.

Al principio de todos los programas siempre se habla de comida, en el camino te das cuenta de que hay otras áreas que deben de ser trabajadas, muchas personas nunca se abren al principio pero les haces preguntas para que ellas contesten para tener una idea de donde hay algo, qué hacer.

Teniendo en cuenta lo complejo de la mente humana y el cuerpo que tenemos, tenemos que adoptar un enfoque donde nos complementemos, para que así este enfoque sea la solución adecuada.

Mi cliente es un ejemplo típico de personas centrándose sólo en la comida, o ceder a una dieta, hasta que entonces me enteré que ella estaba cometiendo muchos errores en la comida, ella estaba escogiendo, incluso fui un paso más allá, revisé su despensa, explique cada cosa, por qué no debería estar ahí y por qué algo debería estar ahí. Ella aprendió a leer las etiquetas y ser conscientes de las condiciones que las empresas utilizan para confundir, incluso el tipo de ingredientes y trucos. Le puedo decir a ciencia cierta que es un éxito porque parece más feliz así, no sólo perdió peso, tiene más libertad y vive su vida en sus propios términos. Ahora tiene una mejor relación con los alimentos, y puede disfrutar de la comida nuevamente.

Esta es una de las principales razones por las que las dietas no funcionan en las personas, porque arruina la relación entre usted y la comida, ésta es sagrada, porque tenemos que comer el resto de nuestras vidas.

¿Por qué necesitamos comer alimentos que no nos gustan, o cierta cantidad de alimentos, tenemos que tener hambre todo el tiempo, o incluso comer cosas que pueden hacernos daño a largo plazo?

Si alguien le pregunta, ¿qué tipo de dieta estás haciendo? Responde su dieta, la dieta con su nombre, por ejemplo, la dieta de Georgina, para mí, así que ponga su nombre en la dieta y personalícela para usted mismo.

¿Cuántas horas de ejerció al día?

Voy a decepcionarle con esto, según la medicina deportiva se recomienda hacer dos y media horas de ejercicio a la semana y una hora y media de ejercicio intenso a la semana.

Es cierto el ejercicio tienen un montón de beneficios, puede ayudar a reducir el estrés, aumentar la serotonina (para sentirse feliz), darle energía, reducir la rigidez, mejorar la salud cardiovasculares, darle más flexibilidad y también aumentar la cantidad de oxígeno en el cuerpo.

Las ventajas son infinitas, pero nadie habla de los efectos

secundarios negativos del ejercicio. También nadie habla de cómo se puede sustituir el ejercicio en algo divertido y productivo.

No sé si usted ha notado que la gente que hace mucho ejercicio también tiene problemas con las articulaciones, dolores, daño cerebral y algunas deformidades en ciertos lugares debido al ejercicio excesivo que realizan.

La incorporación de ejercicio en su vida puede ser divertida, bailar puede ser divertido, pasear a su perro, la jardinería, también hacer las tareas en su casa. Uno de mis ejercicios más grande es el pasar tiempo con mi familia cuando sacamos a pasear a nuestros perros, es un buen momento para hablar, para disfrutar de la naturaleza, para relajarse y tener algo de cordura en mi casa (los perros son muy activos), después de que caminan mis perros, mi casa está tranquila, puedo concentrarme en el trabajo, puedo ser más productiva y también sentirme bien. Este es uno de los ejemplos que usted puede tomar para que pueda hacer algunas actividades que disfrute. Según la universidad Harvard, 15 minutos de actividad de algo que le gusta aumenta la felicidad (es decir, aumentar la producción de serotonina en el cerebro).

¿Sabe todas las posibilidades de hacer algo que le gusta? ¿Qué actividades mejoran su vida? ¿Qué diversión puede incorporar cosas que quiere ahora? Sea creativo, las posibilidades son infinitas.

Déjeme contarle la historia de uno de mis clientes, era una jugadora de hockey profesional, vino a verme para controlar el dolor, hasta el punto en que ella estaba teniendo problemas para dormir debido al dolor, todas sus lesiones sucedieron cuando jugaba hockey o el entrenamiento hockey.

El tratamiento fue usar acupuntura y también incorporar ciertos alimentos para disminuir la inflamación ayudan también a aliviar el dolor. Llegó al punto en que pudo controlar su dolor y reducir la cantidad de medicación que estaba tomando; incluso a veces se las arreglaba para estar sin los medicamentos.

¿Cómo puedo deshacerme de mi panza?

Basada en mi experiencia, mucha gente padece de estreñimiento, es un problema frecuente, para muchos de mis pacientes que tienen el vientre grande, para ellos es normal tener un movimiento intestinal cada dos o tres días, hay que explicarles que si comes tres veces tienes que tener tres movimientos de excremento al día, no es normal que excretes cada dos o tres días.

Algunos de mis clientes incluso mencionan que están interesados en perder grasa del vientre, los glúteos y los senos son donde por lo general se acumula más la grasa.

Pero algunos programas le hacen perder masa muscular, es porque lo está haciendo incorrectamente.

Aquí van unos consejitos que usted pueda deshacerse de la grasa del vientre, balancear la insulina (uno de los primeros síntomas de la pre-diabetes es la gran barriga), aumentar la cantidad de bacterias vivas en el sistema digestivo, tomar la cantidad adecuada de agua, aumentar el consumo de fibra, aumentar más grasa en su dieta y reducir los alimentos que pueden causar el estreñimiento.

Recientemente tuve una clienta que tenía hipoglucemia, sobrepeso y ataques de pánico, porque su condición era un poco delicada, lo primero era ayudarla a equilibrar la insulina. Ella perdió grasa del vientre, perdió peso y se deshizo de los ataques de pánico. Esto es sólo una técnica que puede utilizar para reducir la grasa del vientre.

Otra técnica que puede utilizar para reducir la grasa del vientre es llevar a cabo una desintoxicación; la mayoría de mis clientes que experimentaron una desintoxicación, pierden grasa de vientre automáticamente.

¿Qué alimentos puedo comer?

La gente quiere la magia detrás de cualquier cosa, una comida, una pastilla, no hay tal cosa, solamente la combinación de los alimentos que se necesitan para que el cuerpo obtenga su nutrición. Debe recordar que usted necesita todo el espectro de color, variedad y sabores de frutas y verduras, y así poder ayudar a su cuerpo a que se mantenga saludable.

No existe un solo alimento mágico, parece que eso es lo que todos buscan; usted tiene que ser más inteligente que eso, si es muy bueno para ser verdad no lo compre. Recuerde que el problema del sobrepeso y la obesidad se ha incrementado en los últimos 50 años; ¿Usted tiene que preguntarse cuál es la diferencia en cómo vivimos hoy y cómo vivían hace 100 años?

¿Cómo era la comida entonces?

¿Cómo era la vida entonces?

¿Tipos de actividad en ese entonces?

¿Qué tipo de alimentos estaban comiendo?

¿Cuál es la diferencia de hoy?

¿Cómo puede mejorar su conocimiento acerca de la nutrición?

Puede ser más creativo acerca con este tema, pero recuerde que el cuerpo es muy complejo y necesitamos todo tipo de nutrientes.

Tengo algunos clientes que toman algunas hierbas que contienen cafeína, no se recomienda porque puede dañar a las glándulas suprarrenales y todo el sistema endocrino (hormonas), ya sabe, las hormonas en su cuerpo, cómo la función para entregar mensajes del cerebro al cuerpo, al traducir hormonas, significa mensajero. A fin de realizar cualquier actividad en el cuerpo, su cerebro tiene que iniciarla, enviar la información a las glándulas; en todo las actividades que se realizan en nuestro cuerpo, las hormonas son las que entregan el mensaje así es como las cosas suceden en su cuerpo.

Otra cosa que ven muy común, es que se enfocan en una sola cosa para bajar de peso como esas que no tiene ninguna caloría, como sodas de dieta, alimentos para la dieta en el mercado, la mayoría de estos productos, no le hacen perder peso, al contrario le hacen ganar más peso con el tiempo, porque le hacen comer más. Tiene que entender que su cerebro es muy inteligente, así que muchos de estos productos llamados de calorías vacías, no tenían nutrientes, así que su cerebro está buscando los nutrientes tales como vitaminas, minerales, grasas, carbohidratos buenos y proteína para funcionar correctamente. Y por esta razón le hace comer más porque necesita ciertas cosas que no tiene en su cuerpo para funcionar.

Esta es una de las principales cuestiones por qué la gente destruye la buena relación con los alimentos, eso causa comer un solo alimento en particular, también una de las principales razones por la cual la gente nunca puede perder peso y hace trampa en el momento de intentar bajar de peso.

Hace años mí vecina cuidaba niños, mis hijos a veces solían jugar con los niños que mi vecina cuidaba, había una niña que jugaba con mi hija y también esta chica asistía a la misma escuela de mis hijos. Para algunos mexicanos, la fiesta de los 15 años, es algo muy importante, entonces la mamá le recomendó a la chica bajar de peso para que luciera bien con su vestido, empezó a tomar algunos suplementos, la niña estaba perdiendo peso extremadamente rápido, desarrolló una anemia crónica, en lugar de tener una fiesta de cumpleaños, tuvo un funeral. Ella usaba el vestido que pretendía usar para su fiesta de cumpleaños; lo llevó a la sepultura.

Como dije antes, en todo se necesita la variedad, diferentes colores y alimentos de buen sabor para su paladar.

los alimentos son buenos para usted, así que una buena relación con los alimentos es necesaria y si es demasiado bueno para ser verdad, mejor no lo compre.

¿Cuál es la dieta?

¡No sé!

Tiene que entender cada caso es diferente, cada quien es un mundo muy especial y complejo. Depende de ciertos factores, cuántos kilos necesita perder, si tiene problemas de salud que le preocupen, también si está dispuesto a hacer la tarea.

Tengo un cliente que perdió 53 libras en seis meses, al mismo tiempo que otro cliente perdió 40 libras y en el mismo tiempo seis meses.

La diferencia fue el estilo de vida y la voluntad, el que perdió la 53 libras tenía un propósito, el otro lo hacía nada más porque sí. Pero creo que los dos estaban haciendo lo correcto, para la mayoría de los pacientes, mis clientes pierden en promedio alrededor de 1 a 2 libras a la semana y algunas semanas no pierden nada en absoluto. Mi teoría detrás de esto, no es lo rápido que se llega a la meta, sino quedarse allí más tiempo o incluso permanecer. La mayoría de los programas que le hacen perder peso más rápido, pueden dañar sus órganos y así puede tener muchos efectos negativos secundarios. Yo tuve un cliente, que bajó de peso con la dieta Atkins, abusó, perdió en un mes unas 45 libras, un año más tarde terminó en diálisis, por esta razón principal, soy cuidadosa en lo que promuevo.

¿Puedo comer carne?

Sí, sin duda.

Este es un tema muy controversial para tanta gente profesional en el campo de la nutrición y hasta algunos expertos.

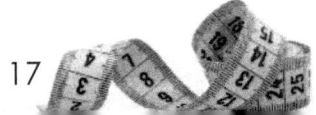

Si usamos el sentido común, nuestro cuerpo está equipado para comer carne, tenemos ácido colérico en nuestro sistema digestivo y tenemos la parte posterior de los dientes para masticar.

En cuanto a lo nutritivo, las plantas no tienen vitamina B12, sólo las algas verde-azules y la carne, el hierro en las plantas no es de buena calidad, su cuerpo lo puede absorber, la carne por otro lado tiene un hierro de muy buena calidad.

Esta es una de las principales razones por las que tantas personas vegetarianas o veganas tienen anemia, ya que el suministro de hierro y B 12 no es de buena calidad. Otros nutrientes también hacen falta como es el cinc.

Creo que el controvertido comienzo es el cómo se crían los animales para matanza y el campo de la agricultura para que sea costeable la producción debe de tener cierto tiempo para que usted pueda mantener un negocio, tiene un límite de tiempo para terminar con la crianza de X animal, por ejemplo, los cerdos seis meses, los pollos seis semanas, las vacas 12 meses. Si deja a los animales más tiempo ya no es redituable, y esta es la razón principal por qué la gente no cría animales a la antigua, porque no es rentable.

Los animales son obligados a vivir en tan malas condiciones tales como pequeños lugares, sucios, confinados, se les suministran drogas tales como vacunas y antibióticos para que den ganancia para el agricultor, también se usan alimentos con desechos en la comida, otro de los factores importantes después de que el animal está muerto tiene que aguantar un buen tiempo en las tiendas en los estantes, así que tienen que poner productos químicos (gases), o congelar la carne durante años, o algunos químicos para que se vean bien y no se eche a perder la carne.

No recomiendo comer carne solamente para perder peso porque provocará un montón de efectos secundarios negativos como consecuencia de esto, mi sugerencia es una porcentaje de 20% a 40% de alimentos de origen animal en su dieta, el resto de los alimentos de origen vegetal.

Si usted puede pagar por carne orgánica, por lo general usan mejores prácticas agrícolas y mantener las proporciones de 20-40% está bien. Si le gusta la carne, disfrútela, sea consciente de qué tipo de agricultores apoya, si quiere apoyar a este tipo de agricultura, es mejor para su salud y el medio ambiente.

¿Por qué las grasas son tan malas?

La mayoría de mis clientes/pacientes están confundidos sobre las grasas, durante siglos la humanidad ha usado grasas para cocinar, el cerebro está formado de grasa.

Esta es la lista de algunas grasas buenas que nosotros hemos utilizados durante siglos; la cocina moderna carece de este tipo de grasas porque dicen que son malas como la mantequilla, el sebo y el sebo de res y cordero, la grasa del cerdo, grasa de pollo, pato y ganso, coco, palma y aceites de semilla de palma. Para ensaladas; aceite de oliva extra virgen (también está bien para cocinar), extracto de sésamo y aceites de cacahuete, extracto de aceite de lino (en pequeñas cantidades). Para las vitaminas liposolubles; aceites de hígado de pescado como el aceite de hígado de bacalao (preferible a los aceites de pescado, que no proporcionan vitaminas liposolubles, que pueden causar una sobredosis de ácidos grasos insaturados y generalmente provienen de los peces cultivados). Debe también recordar las buenas prácticas de granja, ya que éstas determina la calidad de grasa que consumimos, esta recomendación hace una gran diferencia en la calidad de las grasas.

Lo malo de algunas grasas modernas (artificiales) es que pueden causar cáncer, enfermedades cardíacas, disfunción del sistema inmunológico, esterilidad, problemas de aprendizaje, problemas de crecimiento y osteoporosis:

Las grasas hidrogenadas y aceites parcialmente

hidrogenados, son procesados industrialmente, aceites líquidos tales como soja, maíz, cártamo, semilla de algodón y canola, grasas y aceites (especialmente los aceites vegetales) para poder calentarse a temperaturas muy altas en el procesamiento y freír.

Se recomienda comer grasas; como una forma de producir energía, como un combustible generador en lugar de usar los granos para ese propósito. Algunas grasas son recomendables para perder peso, como la grasa del aguacate, aceite de pescado, nueces y semillas por mencionar algunas. Todos creen que se sube de peso cuando se come grasa, eso no siempre es cierto.

Así que mi recomendación es añadir más grasas en su dieta diaria y reducir la ingesta de granos.

Un hecho; nos bombardean con radiación de electrónica; la mantequilla tiene un componente que puede ayudar a proteger el cerebro de la radiación, (mantequilla de una granja de buena calidad, con ningún producto químicos añadirlo).

El aceite de pescado puede ayudar a destapar las arterias, y uno de los efectos secundarios que tiene es volverle más inteligente.

El aceite de coco se ha utilizado durante siglos para el cuidado de la piel, para cocinar y se cree que tiene muchos beneficios para la salud, dicen algunos expertos que es bueno para tratamientos contra el cáncer.

Mi consejo es añadir más grasas, aumentar el sabor de la comida y conviértase en una persona más inteligente.

Recientemente, un editorial de Harvard Walter Willett, M.D. en el American Journal of Public Health (1990) reconoció que aunque:

"El enfoque de recomendaciones dietéticas es generalmente una reducción del consumo de grasas saturadas, no hay relación entre el consumo de grasas saturadas y el riesgo de enfermedad coronaria, se observó en el estudio prospectivo más informativo hasta la fecha."

Además admitida que Castelli

"…En Framingham, por ejemplo, hemos encontrado que las personas que comieron más colesterol, comían más grasa saturada, comieron más calorías, menos pesadas y eran más activos físicamente. "

No se sabe exactamente cuántos alimentos elaborados con aceites láuricos son necesarios para asegurar un nivel de protección de ácido láurico en la dieta. Los bebés probablemente consumen entre 0.3 y 1 gramo por libra de peso corporal si se alimentan la leche materna o una leche maternizada enriquecida que contenga aceite de coco. Esta cantidad parece haber sido siempre protegida. Los adultos probablemente podrían beneficiarse el consumo de 10 a 20 gramos de ácido láurico por día. Para el crecimiento de los niños, probablemente se necesita las mismas cantidades que los adultos.

Fuente: http://www.westonaprice.org

¿Tipo de ejercicios para bajar de peso?

Cualquier movimiento es mejor que ningún movimiento en absoluto, las recomendaciones es sólo 2 horas y media de ejercicio suave y una hora y media horas de ejercicio intenso a la semana de acuerdo a la medicina de deportes.

Sólo quiero recordarle algo, si no haces ejercicio por un año, ¿qué pasaría? Tal vez pierda la misma masa muscular, y también el músculo será más aguadito, eso es todo. Pero si deja de comer comida por dos meses, va a morir, así que es importante comer adecuadamente para que su cuerpo funcione adecuadamente más que hacer ejercicio.

Las empresas promocionan el ejercicio como la única

forma de perder peso porque esta es una industria de $ 2 trillones. Así que usted tiene que estar consiente de que algunos de los ejercicios como el cardio para el sobrepeso u obesidad, pueden causar un ataque al corazón.

Así que para responder a estas preguntas le diré que use el sentido común y pueda usar el estilo libre de movimiento, también cuenta.

Con uno de mis últimos clientes, su único ejercicio era bailar, tiene que tratar hacer más movimientos cuando se trata de perder peso, para que la piel no se cuelgue y así se ajuste a su cuerpo.

Una de las mejores ideas es hacer jardinería, puede darle todos los beneficios del ejercicio, como efecto secundario puede tener comida fresca, que es difícil encontrar hoy en día; otro gran beneficio es mejorar su medio ambiente.

¿Cómo puedo deshacerme de los antojos?

La razón principal de los antojos es las carencias de los nutrientes importantes que necesitamos en nuestro cuerpo, y la pobre atención a nuestras necesidades emocionales.

A veces los antojos satisfacen la necesidad primaria de alimento, esto es lo que quiero decir, como por ejemplo el 80% de la población total es infeliz con su propia carrera y esto causa estrés innecesario al cuerpo, este estrés pueden causar aumento de peso, infelicidad y problemas de salud. (Se cree que el estrés causa el 95% de todas las enfermedades o es el detonador). Los alimentos primarios son carrera, espiritualidad, relaciones, finanzas, alegría, salud, creatividad y vida social (a eso me refiero).

Déjeme contarle acerca de una de mis clientes, pesaba 295 libras, alrededor de los 30 años, le recomendé hacer algunos cambios en su dieta, una desintoxicación y algunas recomendaciones de movimiento y nada parece funcionar con ella. Puesto que soy una hipno-terapeuta, le sugerí que se hipnotizara si estaba de acuerdo, les pregunto a mis clientes que escriban algo antes de la sesión de hipno-terapia, ella lo hizo. Hice una regresión de su vida. Descubro que ella era la única mujer en la familia, su madre se fue con otro hombre, viviendo con solo chicos, ella tomo el rol de ser la mamá, ella tenía que cocinar, limpiar y además todo el mundo en esa casa abusaba sexualmente de ella, padre y hermanos.

Cuando ella estaba en trance, ella estaba gritando, llorando y aterrorizada de los incidentes, el abuso comenzó a los 10 años hasta que se casó. Años más tarde ella estaba saliendo de su casa y al hermano más joven lo mataron frente a su casa, antes de que él muriera le dijo -cuanto lo siento-.

Por culpa del abuso, la vergüenza, el enojo se apodero de ella y de su vida, ganar peso era una manera de mantener a la gente alejada para que no hubiera más abuso. Después de la primera sesión de hipnoterapia, ella cambio totalmente al punto de que su esposo vino a preguntarme lo que le había hecho. En otra ocasión su hermana vino para preguntarme lo mismo, incluso me dijo la hermana, se ve como otra persona muy diferente. Después de esto empezó a perder peso, en dos semanas perdió 15 libras, se movía diferente, la cara se le veía iluminada, incluso se movía diferente y hasta sus antojos cambiaron para siempre.

Así que es hora de hacer alguna búsqueda si tiene antojos, realmente antojo de que, debe ser consciente de lo que está haciendo, ser consciente de sus necesidades emocionales y asegúrese de que incluye todo tipo de alimentos en su dieta para evitar cualquier antojo.

¿Por qué son tan caros alimentos saludables?

Los pequeños agricultores gastan más dinero para producir sus alimentos, tienen que gastar más dinero, más tiempo y a veces pierden toda la producción de alimentos. Las grandes industrias y el campo de la agricultura reducen los gastos confinando a los animales a lugares pequeños, reducen los costos en los alimentos de los animales de granja, son de muy baja calidad y a veces se usan residuos del excremento de otros animales, se usan muchos productos farmacéuticos, los animales empeoran más, las plantas tienen toneladas de pesticidas, fertilizantes sintéticos, hormonas y ahora muchas plantas son genéticamente modificadas, para que los grandes agricultores tengan éxito.

Este es un ejemplo, los pollos comen excremento del ganado bovino; los pequeños agricultores normalmente usan granos y pastos, esto cuesta más dinero.

Los alimentos orgánicos tienden a tener mayor cantidad de nutrientes, debido a las rotaciones de los cultivos o animales para el consumo simple, granos y pastos de calidad.

Creo que nuestras prioridades cambiaron con los años, pagamos millones de dólares a las celebridades, íconos del deporte y tantas carreras que son lujos, que se olvida de dar crédito a los agricultores, estos sufren hasta para pagar sus necesidades. Buenas prácticas agrícolas es lo que más necesitamos; Tenemos que esforzarnos más para que podamos tener alimentos ricos y nutritivos, las buenas prácticas también mejoran nuestro ecosistema.

Si usted quiere sacarle más provecho a su comida, tenemos que apoyar a nuestros productores que tienen buenas prácticas; tenemos que pagar un precio justo por los alimentos que se producen. Tantos agricultores están alejándose de las buenas prácticas porque no es rentable, incluso algunos de los agricultores les sugieren a sus propios hijos a alejarse del campo agrícola porque a veces no cubre ni para sus propias necesidades y esto es muy triste.

¿Por qué la comida saludable tiene un sabor desagradable?

Sé a ciencia cierta que la comida de buena calidad sabe muy bien, la gente se confunde sobre lo que es comida sana por tanto comercial y mala información.

Frutas, verduras, frutos secos, carne y semillas pueden hacer una excelente fuente de nutrientes, lo que he notado es que mucha gente quiere forzar algunos alimentos que no están familiarizados con nuestro paladar, queremos incorporar alimentos de lugares lejanos que tienen un sabor desconocido y con los que no están familiarizados.

Siempre recomiendo comida que conozca, con la que tengas algún tipo de relación, no siga algunas tendencias alimenticias, este consejo le ahorrará muchísimos problemas con la comida.

Esta es una de las principales razones por la cual las dietas no funcionan, porque intentaron incorporar alimentos desconocidos en el menú, descontrolaron la relación sana con la comida.

Así como a usted, a mí no me gusta toda la comida saludable. Los mexicanos tienen una bebida sana muy popular, es elaborado con hojas de nopal, piña, apio, se añade un poco de agua al ponerlo en la batidora. Sí es muy saludable, pero es viscoso y siento como que quiero vomitar. Eso no significa que no está comiendo saludable, lo bueno de la naturaleza es que siempre se puede encontrar otra fruta o vegetal que puede ser más deseable para beber o comer.

Coma alimentos que sabe que le gustan; nunca puede salir mal si incluye frutas y verduras en su ingesta diaria de alimentos. A veces usted puede enmascarar el mal sabor con otro alimento que tenga buen sabor, por ejemplo aumente el uso de algas verdiazules en su cocina diaria, tales como frijoles, sopas y otros muchos platillos.

Recuerdo que una vez estaba platicando con otra mamá de la clase de mi hijo más joven, explicaba que sus hijos se negaban de comer sano, así que mi consejo era ocultar la comida como las algas verdiazul en la comida que más les gusta. Entonces cuando me estaba despidiendo mi hijo me dijo yo nunca comería esa comida tan desagradable, sólo respondí que no preocupara, que nunca tendría que hacer eso (se lo he dado a mis hijos toda su vida sin que ellos lo supieran).

Aquí hay una buena idea, mezcle sus frutos favoritos con los alimentos que le gustan.

Para mí estas son las mezclas, con mis jugos todo lo puedo mezclar con mangos, fresas, manzanas, piña, uva, y todo sabe tan bien, esto es lo que siempre uso para mis batidos.

Nunca sufra otra vez con comidas que no saben bien, mejor disfrácelas con comida que a usted le gusta, ahora ya tiene algunas ideas, puede comer sano y con buen sabor.

¿Los carbohidratos hacen engordar?

No todos los carbohidratos, la fibra puede ayudarle a perder peso. Pero son otros carbohidratos tales como la azúcar refinada, la harina refinada y los almidones los que no son buenos para usted o su salud, este tipo de carbohidratos le hará subir de peso, principalmente el tejido adiposo.

Los granos son uno de los cultivos más comunes que utilizan OGM; familiarícese con las aplicaciones más comunes de modificación genética, los productos (y sus derivados) que tienen más probabilidades de ser genéticamente modificación (OGM), se utilizan principalmente para hacer los cultivos resistentes a los herbicidas.

Soja — ha sido uso en variedad de alimentos, empresas de comida rápida la usan como relleno.

Maíz, tortillas, tamales, platos de maíz, y sus derivados como el jarabe de maíz son altos en fructosa y glucosa/fructosa, prevalente en una amplia variedad de alimentos en Estados Unidos.

Colza/Canola, Aceites para cocinar

Remolacha azucarera,

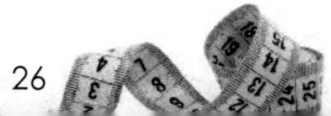

Algodón, las semillas se convierten en aceite de semilla de algodón, un ingrediente común en aceite el vegetal y la margarina.

Lácteos — Las vacas son inyectadas con hormona GB rBGH/STBr; posiblemente alimentadas con granos GM y heno.

Las papayas, calabacín, compre sólo maíz, palomitas de maíz y frituras de maíz orgánicos.

Los productos horneados a menudo tienen uno o más de los ingredientes comunes de OGM. ¿Por qué necesitamos maíz o soja en nuestro pan, aperitivos y postres? Es difícil encontrar mezclas para utilizar también. Algunas marcas evitan el propago de OMG; compre en estos lugares. Nuevamente lo orgánico es una opción; aprender a cocinar brownies, etc., desde cero con sus propios aceites orgánicos es otra opción.

Los gobiernos estadounidense y canadiense no permiten a los fabricantes etiquetar algo como 100% orgánico si la comida ha sido genéticamente modificados o se cree que los alimentados han sido modificados genéticamente. En la comida orgánica no se utilizan OMG por lo general usted puede encontrar que la comida orgánica es más cara por esa razón, y es diferente en el aspecto a los productos convencionales.

Fuente: http:www.wikihow.com

Los granos son responsables de enfermedades como la diabetes, uno de los principales síntomas de la diabetes es el agrandamiento del abdomen.

Necesitamos carbohidratos para que nuestro cuerpo pueda producir energía, nuestro cuerpo puede hacer energía de las proteínas (esto es una toxina para el cuerpo), otra buena idea es utilizar las grasas como fuente de energía, en lugar de la utilización de granos.

Los buenos alimentos grasos como los aguacates, nueces,

semillas, margarina, aceite de coco, sebo, aceite de pescado y aceite de oliva extra virgen pueden ayudarle a tener una comida balanceada y algunas grasas le ayudan a perder peso.

Esta es una de las confusiones más frecuentes entre las personas, los granos producidos comercialmente habían sido genéticamente modificados, también hay un montón de maneras en que utilizamos granos extremadamente rocesados, por esta razón los carbohidratos son malos principalmente, no es el grano, son todos los cambios que le hemos hecho a los granos.

Como sólo alimentos sanos, ¿por qué no estoy perdiendo peso?

En primer lugar hay tanta confusión sobre lo que se le llama saludable, hay tanta confusión acerca de la palabra sano, incluso profesionales médicos están confundidos acerca de la nutrición, primero tenemos que hacer una evaluación de qué comemos y nuestro estilo de vida, con el fin de determinar qué está causando que aumentemos de peso.

Esta es la lista de las cinco causas que hacen subir de peso:

Mala Nutrición

Falta de movimiento

Toxicidad química

Estrés alto

y problemas emocionales.

Como puede ver, la nutrición y el ejercicio son solo una parte del problema

¿Qué es la diabetes tipo I y diabetes tipo II?

Para que entienda la Diabetes debemos saber la definición

según CDC

¿Qué es la diabetes?

La diabetes es una enfermedad en la cual los niveles de glucosa en la sangre están arriba de lo normal. La mayoría de los alimentos que comemos se convierte en glucosa, o azúcar, para que nuestros cuerpos produzcan energía. El páncreas, un órgano que se encuentra cerca del estómago, fabrica una hormona llamada insulina para controlar la glucosa en las células de nuestro cuerpo. Cuando usted tiene diabetes, su cuerpo no produce suficiente insulina o no puede utilizar su propia insulina tan bien como debería. Esto provoca que el azúcar se acumule en la sangre.

La diabetes puede causar complicaciones graves de salud incluyendo enfermedades del corazón, ceguera, insuficiencia renal y amputaciones de extremidades inferiores. La diabetes es la séptima causa de muerte en los Estados Unidos.

Fuentes: www.cdc.gov

Síntomas:

Pérdida de peso

Sed excesiva

Orina frecuentemente

Hambre excesiva

Piel seca

Sensación de cansancio

La diabetes tipo I es cuando su cuerpo produce muy poca insulina o nada en absoluto.

La mayoría de los pacientes reciben insulina por medio de inyecciones de insulina como reemplazo para restaurar el funcionamiento. Este tipo de diabetes no siempre es causada por el sobrepeso y la obesidad, se consideran factores autoinmunes, genéticos y ambientales. La prevención sigue siendo alusiva.

Tiene efectos secundarios más graves, la mayoría de las veces por lo general después de haber tenido diabetes tipo II por largo tiempo. No siempre funciona así, porque algunas personas nacen con diabetes tipo I, ya la mayoría de los niños tienen diabetes tipo I.

Cuando estaba en mi práctica tenía un paciente que tenía 19 años, estaba en primer año de Universidad, tan pronto como entró en la oficina supe que tenía diabetes, porque sus piernas eran púrpura oscuro, había más médicos en la clínica pero fue me asignada a mí. Tan pronto como entró comencé con las preguntas, siempre les pregunto por qué la visita, ella me respondió que iba para que yo le salvara sus piernas, por un momento sólo mirarla sin respuesta alguna, lo único que hice fue abandonar la sala. Fui a otra habitación vacía, mi primer pensamiento en mi mente fue mi hija, en ese entonces mi hija tenía sólo 16 años y mi paciente tenía 19 años, me pregunté; ¿Qué haría si tuviera un niño en estas condiciones? Empecé a llorar no tenía respuestas.

¿Alguien me preguntó que me pasaba? Le dije que la chica me acaba pedirme que le salvara sus piernas, no sabía qué hacer para ayudarle, imagine si ésta era su hija.

La razón por qué la chica estaba preocupada por sus piernas es porque tantas personas con diabetes, con el tiempo sufren varias amputaciones, y hoy en día los jóvenes tiene muchos problemas como la hipoglucemia o pre-diabetes de forma muy frecuente.

La diabetes tipo II,

Esta es la diabetes que se encuentra principalmente en gente que es causa de sobrepeso u obesidad, por años de auto-abuso, comiendo comida chatarra, no hacer ejercicio y la diabetes tipo II es totalmente prevenible. Me he topado con familias enteras, con diabetes tipo II, todos ellos se sienten impotentes para prevenir esta terrible enfermedad, pero también me di cuenta de que muchos de ellos nunca mejoraron su nutrición o el estilo de vida.

Tuve una paciente 12 años de edad, mujer, 225 libras de peso, sólo tenía unos 5 pies de alta, quería bajar de peso porque quería convertirse en una modelo, la chica era guapa, era posible. En el momento que ella entró todo me pareció normal, cuando tomé su presión arterial la lectura era 180/110, mi primera reacción fue que mi esfigmomanómetro es no estaba funcionando, así que tomé otro, la lectura volvió a ser 180/110 y luego usé otro, lo mismo. Así que no era mi maquina, este joven tenía la presión arterial alta, llamé a su madre en privado, le dije lo que pasaba, la respuesta de la madre fue, no estoy aquí para que me diga que mi hija está enfermo, estoy aquí para que usted pueda ayudar a mi hija para bajar de peso porque quiere convertirse en una modelo. Me enfadé tanto por su respuesta, le dije a ella; si no cuidas a tu niña ahora, tal vez no va a ser capaz de convertirse en una modelo.

Aquí están algunos de los signos de la prediabetes, grasa en el abdomen, presión arterial y sobrepeso, mi paciente de 12 años de edad tenía todos los síntomas como paciente pre-diabético. Me ha tocado ver muchos pacientes jóvenes con problemas de hipoglucemia o pre-diabetes, antes la diabetes era considerada como enfermedad de la vejez, hoy en día muchos adultos jóvenes están diagnosticados.

Obtenga Gratis 10 Tips para perder peso fácilmente , visite www.saludablefelizdelgada.com

Un médico que trata la enfermedad es un simple médico;
un médico que previene la enfermedad es un médico
superior.

Georgina Salgado Chavez

Capítulo 3

Cuando la gente se enfoca en su creencia acerca del sobrepeso y la obesidad creen es sólo una cuestión estética y algunos profesionales en el campo de la medicina hacen todo y cualquier cosa para que se pierda peso, a cualquier costo, incluso tratamientos que arriesgan la salud de sus pacientes. He visto algunos procedimientos como las cirugías las cuales tienen efectos negativos secundarios especialmente para el sistema digestivo del paciente. Uno de los tratamientos que me sorprendió que incluso la gente estaba considerando, era ingerir el huevo del gusano de la solitaria, he visto pacientes que tienen el parásito, los efectos secundarios son terribles, principalmente daños neurológicos. La gente desesperada que a veces toma las decisiones equivocadas, he visto que los médicos prescriben medicamentos psiquiátricos para bajar de peso, con un montón de efectos secundarios negativos.

¿Cuáles son los efectos secundarios del programa o procedimiento?

Siempre les digo a mis pacientes que es fácil perder peso, pero no todas las personas delgadas son saludables. A veces les digo hasta algo un poco grosero, el uso de drogas tales de heroína, cocaína y marihuana incluso pueden hacer perder peso, pero no significa que sea saludable. Casi todo el mundo está de acuerdo conmigo cuando hago este comentario, también entienden mi punto de vista.

En mis 20's era una oficial de préstamos, una pareja muy joven eran mis clientes, compraron una casa conmigo. Dos años después vuelven a búscame, querían refinanciar su casa, hicimos el papeleo pero dos semanas después no podía comunicarme con ellos necesitaba algo para seguir procesando el préstamo, ya habían pagado la evaluación, después desaparecieron. Un mes más tarde la esposa me contó lo ocurrido, el hombre tenía problemas neurológicos debido a los huevos de la solitaria. Dijo que el esposo olvidó todo sobre sí mismo de repente, él incluso no la reconocía a ella, anteriormente a esto él tenía muchos dolores de cabeza, tuvo que ser hospitalizado porque estaba muy enfermo. Lo que él doctor le dijo a ella era que el huevecillo de la solitaria puede vivir allí por mucho tiempo antes de que cause cualquier daño al cerebro, el tenía este parásito a causa del consumo de carne de cerdo.

Esta es una de las principales razones las cuales quiero proteger a mis pacientes de este tipo de prácticas, tengan cuidado de quien aconsejó, incluso de los médicos; el huevo de la solitaria fue prescrito por médicos para bajar de peso y lo siguen haciendo en algunas partes. Si usted subió de peso en años, sólo tiene sentido perder peso lentamente también.

¿Cuáles son los efectos secundarios de la cirugía?

La cirugía para bajar de peso puede dividirse en tres tipos:

1. Procedimientos restrictivos para reducir el tamaño de su estómago,

2. Procedimientos de absorción que alteran el flujo desde el estómago hasta el intestino,

3. Procedimientos combinados que implican las características de los dos procedimientos anteriores.

Nos centraremos en la primera opción.

La cirugía de derivación gástrica es un tipo procedimiento quirúrgico de pérdida de peso que puede utilizarse y en realidad se utiliza comúnmente, para causar una pérdida de peso significativa para un paciente, las personas extremadamente obesas. La cirugía de bypass gástrico está diseñada para reducir la ingesta de calorías del cuerpo. La reducción de calorías mediante esta cirugía se realiza en dos formas principales:

1. Después de la cirugía, el estómago del paciente es en

realidad más pequeño delo que era. Esto significa que el paciente se llena más rápido y será más fácil para el candidato aprender a reducir la cantidad de alimento que consume.

2. Parte del estómago e intestino del paciente son literalmente desviado en el proceso de consumo de alimentos, y menos calorías son absorbidas por el candidato.

Antes de cualquier cirugía de pérdida de peso exitosa, el médico del paciente hará al paciente un examen médico completo para evaluar el estado de salud general del paciente. También se realizará una evaluación psicológica. Si al final de la consulta y evaluación, el médico no se siente que el paciente esté listo, no se le recomienda la cirugía. El médico debe recomendar el procedimiento, entonces el paciente recibirá asesoramiento nutricional extenso antes (y después) la cirugía.

La cirugía de bypass gástrico se realiza siempre bajo anestesia. Hay dos pasos básicos para la cirugía:

1. El primer paso en la cirugía hace que el estómago del paciente sea más pequeño. El cirujano divide el estómago en una pequeña sección superior y una sección inferior más grande usando grapas que son como puntadas. La sección superior del estómago va a diferir cualquier alimento.

2. Después de que el estómago se ha dividido, el cirujano conecta una sección del intestino en la bolsa. Esto asegura que el alimento pasa por alto la parte inferior del estómago.

La cirugía de derivación gástrica puede realizarse usando un laparoscopia. Esta técnica es en realidad mucho menos invasiva que la cirugía tradicional. Las incisiones son muchos menores y por lo tanto son un poco menos dolorosas y mucho menos notables, lo que disminuye el riesgo de grandes cicatrices y hernias después del procedimiento. Una vez que se realizan las incisiones pequeñas en el abdomen, el cirujano pasa delgados instrumentos quirúrgicos a través de estas aberturas estrechas, así como, una cámara para que él o ella puedan ver las maniobras de los instrumentos.

Si usted tuvo cirugía de bypass gástrico, entonces generalmente necesitará permanecer en el hospital de 4 a 5 días después de que el médico realizó la cirugía. Su médico tiene que aprobar cuando debe irse a su casa, una vez que sea capaz de hacer lo siguiente:

Moverse sin demasiado malestar,

Comer alimentos líquidos y/o puré sin vomitarlo,

Si necesita medicamentos para el dolor, que éstos sean ad ministrados por inyección.

Usted seguirá con alimentos líquidos o hechos puré durante varias semanas después de la cirugía. Incluso después de mucho tiempo, usted se sentirá lleno muy rápidamente. Esto es porque la bolsa nueva del estómago sostiene inicialmente sólo una cucharada de comida. Finalmente la bolsa se expande pero generalmente le permitirá no más de una taza de alimento.

Según la clínica Mayo, hay algunos efectos secundarios como con cualquier otra cirugía mayor, la cirugía gástrica de bypass, cirugía bariátrica y otras cirugías de pérdida de peso representan potenciales riesgos para la salud, tanto en el corto plazo como el largo plazo.

Aquí hay algunos de los aspectos negativos del procedimiento quirúrgico que pueden incluir:

Sangrado excesivo

Infecciones

Reacciones adversas a la anestesia

Coágulos de sangre

Problemas pulmonarias o problemas respiratorios

Fugas en el sistema gastrointestinal

Inclusive la Muerte (muy raro)

Los efectos secundarios a largo plazo por complicaciones de la cirugía para bajar de peso varían dependiendo del tipo de cirugía. Pueden incluir:

Obstrucción intestinal

Síndrome de dumping, que causa diarrea, náuseas o vómitos

Cálculos biliares

Hernias

Baja azúcar en la sangre (hipoglucemia)

Desnutrición

Perforación del estómago

Úlceras

Vómitos

Muerte (raro)

Fuente: Clínica Mayo

Tuve una paciente que se quitó parte de su estómago como una solución a su peso, desde ese momento ella tenía demasiados problemas en el sistema digestivo, tenía náuseas frecuentes, a menudo se pone a vomitar, tiene dolores en el abdomen y le cuesta comer una variedad de alimentos. Ella come muy poco o nada después de la cirugía, probablemente va a vivir así el resto de su vida, el tratamiento fue recomendado por un médico legítimo, su promesa fue perder peso y estar más saludable, si logro la pérdida de peso sin duda; pero en cuanto a estar más saludable está lejos de la realidad.

Obtenga Gratis 10 Tips para perder peso fácilmente , visite www.saludablefelizdelgada.com

La salud es un estado de completo físico, mental y
bienestar social no solamente la ausencia de afecciones
o enfermedades.

~ World Health Organization, 1948

Capítulo 4

Mitos frecuentes

Perder peso es muy caro, hay que pagar costosos equipos, comida cara, o es obligatorio conseguir una membrecía en el gimnasio.

Ninguna de estas afirmaciones es verdadera, esto es lo dicen las empresas que quieren venderle algo, la industria le ve como un símbolo de $, control de peso puede ser fácil, barato y divertido, depende de usted el precio.

En su próxima visita a una tienda de abarrotes, tiene que poner atención en la comida que se vende y si va de compras, lea las etiquetas, compare la calidad de alimentos tales como la comida orgánica, local, de donde viene, natural, vea donde son criados los animales que está consumiendo, la granja, como son las jaulas, etc..

Visite lugares tales como los mercados de agricultores para saborear la comida fresca y compare lo que venden en tiendas de abarrotes, compre alimentos de los pequeños agricultores la mayoría de ellos tienen buenas prácticas similares a la antigua forma.

Mi padre fue director de una primaria por 25 años, pero también era un campesino, como les conté antes mi primer colegio fue en el campo de la agricultura, estamos muy familiarizados con lo que está pasando y la diferencia de los sabores de la comida fresca.

Según EPA, aquí hay una lista de los pesticidas que usamos todos los días en nuestros campos de agricultura, la peor parte de todo, se consumen la mayoría de los alimentos con restos de pesticidas.

Los productos comerciales tienen pesticidas, aquí hay una lista de los productos químicos más frecuentemente usados como pesticidas, según la EPA.

Otros ejemplos están disponibles en fuentes tales como reconocimiento y manejo de intoxicación por plaguicidas.

Los plaguicidas organofosforados - estos pesticidas afectan el sistema nervioso interrumpiendo la enzima que regula la acetilcolina, un neurotransmisor.

Los plaguicidas carbamato afectan el sistema nervioso interrumpiendo una enzima que regula la acetilcolina, un neurotransmisor. Los efectos de la enzima son generalmente reversibles. Hay varios subgrupos dentro de los carbamatos. Los insecticidas organoclorados fueron utilizados en el pasado, pero muchos han sido retirados del mercado debido y efectos en la salud y ambientales y su persistencia (por ejemplo el DDT y el clordano).

Los pesticidas piretroides se desarrollaron como una versión sintética de la piretrina natural de los plaguicidas, que se encuentra en crisantemos. Se han modificado para aumentar su estabilidad en el medio ambiente. Algunos piretroides sin téticos son tóxicos para el sistema nervioso.

Fuente www.EPA.gov

Los productos orgánicos en el otro lado no usan pesticidas, no usan fertilizantes sintéticos, usan principalmente residuos de otras plantas o animales, como el excremento de vacas, caballos, cabras, animales de granja básicamente, también es común utilizar los residuos de cosechas anteriores. Puesto que el proceso para producir orgánico es tedioso, muchos de los productores tienen pérdidas en el proceso, también se lleva más tiempo para producirlos.

La otra cosa buena de los alimentos orgánicos es que son más nutritivos porque existe la costumbre de rotar los cultivos cada año, así el suelo es rico en nutrientes, así que obtiene más por su dinero al final del día.

Este es otro mito, todo intento nada funciona, para qué molestarse.

Me di cuenta que la mayoría de la gente cree que perder peso es sólo sobre la ingesta de calorías, ejercicio y la cantidad de alimentos que se consumen. Pero nadie presta atención de la calidad de los alimentos que están poniendo en su boca.

Muchos productos que se venden en el mercado como alimento sano causan aumento de peso, aquí hay algunos ejemplos de ello.

Por ejemplo la soja, mucha gente que está enfrentando el aumento de peso cree que la soja es muy saludable, aquí está la verdad sobre la soja, inclusive hay remplazos de alimentos basada en soya.

Está llena de anti-nutrientes, la soja contiene altos niveles de ácido fítico y fito-estrógenos que retiran los nutrientes cuando se está procesando en su cuerpo.

En las dinastías chinas que fue donde se inició el uso de soja para los alimentos fermentados, hoy los alimentos de soja no son fermentados para neutralizar las toxinas en la soja y se procesan de una manera que desnaturaliza las proteínas y aumenta los niveles de carcinógenos. Muchos de los restaurantes de comida rápida usan soja como relleno para carnes debido al costo bajo de la soja ya que esta es subsidiada.

La soja ha sido relacionada a los disruptores endocrinos (desequilibrios hormonales), infertilidad, cáncer de mama, hipotiroidismo y cáncer de tiroides. La soja en fórmula ha sido relacionada con enfermedades de tiroides autoinmune en niños, se cree que una botella de soja en un bebe equivale a 5 pastillas anticonceptivas.

Algunos de los reemplazos de comida están hechos con soja principalmente, así la próxima vez que utilice un reemplazo de comidas por favor use suero en vez de soja.

El azúcar se está agregando a muchos productos, algunos de nosotros no sabemos la cantidad de azúcar que consumimos en nuestra vida diaria. Empresas sin escrúpulos esconden azúcar en todo tipo de comestibles para hacer adictivos sus productos para que usted quiera seguir comprando los productos. La mayoría de mis clientes me dice que no consumen azúcar pero si busca en lo que consumen diario, la encontramos un sin número de lugares que ni si quiera se sabe en dónde se esconde el azúcar.

Los seres humanos aman el sabor de los dulces, pero últimamente los dulces vienen en una forma más compleja, la azúcar hoy es agregada a todo tipo de alimentos como la pasta de tomate, productos para hornear, jugos, virutas, aderezo para ensaladas, batidos, salsa para barbacoa, salsa para adobo, cereales, frijoles, yogur, panecillos ingleses, snack-bars por mencionar algunos. La azúcar es adictiva y tiene efectos secundarios similares a algunas drogas ilegales. La mayoría del tiempo esta adicción comienza en la infancia, la mayoría de nosotros consumimos estos productos cuando tenemos buen comportamiento o como signo de buenos momentos, como la celebración de fiestas de cumpleaños, reuniones familiares, Navidad, etc., nosotros como humanos somos atraídos a lo que nos causa placer, y algunas personas utilizan estas comidas cuando tienen otras necesidades emocionales.

El ingrediente principal de productos de pocas calorías, 0 calorías, los nombres técnicos para las marcas Nutrasweet, Equal, una cucharada e igual medida el aspartamo. El aspartamo es altamente adictivo, así que la gente come más de lo habitual, aumentando las reacciones adversas de estos productos a la vez que aumentan de peso excesivamente, con efectos secundarios y reacciones adversas, como tener dolores de cabeza/migrañas, náuseas, entumecimiento de músculos, tumores cerebrales, pérdida de memoria, linfoma, defectos de nacimiento, diabetes, fibromialgia, epilepsia, enfermedad de Parkinson, Alzheimer, retraso mental, fatiga, depresión, etc..,

Algunos productos en el mercado que se venden específicamente para adelgazar tienen cafeína, ayuda a perder peso, pero como sabemos la cafeína puede causar disfunción endocrina (problemas hormonales), también se vuelven adictivos para la mayoría de los consumidores.

Estos son sólo algunos ejemplos de trucos en el mercado, hay mucho más ahí afuera, así que sea consciente de lo que le venden.

Estos son sólo algunos ejemplos de trucos en el mercado, hay mucho más ahí afuera, así que sea consciente de lo que le venden.

Otro mito común es que puede esperar hasta el próximo año para inscribirse en el programa.

He oído muchas veces esta objeción, déjeme preguntarle algo, si su coche prende una luz, automáticamente considera hacer una visita al mecánico, ¿por qué no tiene esas mismas consideraciones con su propio cuerpo? El peso es sólo lo que su cuerpo está diciendo; que necesita atención, es tan importantes o más que su coche.

Su cuerpo no está diseñado para cargar con mucho peso, se cansa fácilmente, desarrolla dolores en extremidad inferiores, tiene más dificultad para respirar y problemas para hacer algunas actividades.

Es importante cuidar su cuerpo, incluso antes de volverse obeso o tener sobrepeso, la parte más hermosa de todo, es que nuestro cuerpo es capaz de recuperar la hemostasia, volver a la forma original. No espere más, si su cuerpo enferma le costará más tiempo y esfuerzo de su parte.

¿Ama a alguien?

Primero tiene que amarse a usted mismo para poder saber cómo se siente el amor, el amor significa cuidar del uno mismo, y después de los otros. Bajar de peso tiene muchos beneficios para usted mental y físicamente, es lo menos que puede hacer por usted mismo. Ámese a sí mismo

Obtenga Gratis 10 Tips para perder peso fácilmente , visite
www.saludablefelizdelgada.com

Mala salud no es causada por algo que no tienes; es la distribución del algo que ya tienes. Estar saludable no es algo que tienes que conseguir, es algo que ya tienes si no la molestas.

~ Dean Ornish

Capítulo 5

Si quiere perder peso permanentemente tiene que saber la causa del aumento, en este capítulo hablamos de las causas en detalle, aquí están las 5 principales razones por las que se gana peso.

Mala Nutrición

Falta de movimiento

Toxicidad química

Estrés

Problemas emocionales

No se preocupe acerca de cada causa, las explicaré para darle sentido a mi afirmación.

Nutrición

Tu eres lo que comes.

¿Ha notado que las dietas de moda suben y bajan en popularidad como la última moda o las canciones pop actuales? Hemos visto la dieta de la sopa; la dieta de la toronja; la dieta sin carbohidratos; la dieta de sólo carbohidratos y así sucesivamente. Recuerdo cuando era adolescente comiendo sólo huevos duros durante una semana. Perdí muchísimo peso, pero nunca voy a hacerlo de nuevo! ¿Va a poner su salud en riesgo siguiendo una dieta de moda?

Como resultado de experimentar con las dietas más recientes de "exclusión de alimentos", muchas personas están cortando en realidad grupos de alimentos enteros, llevando a deficiencias nutricionales, que podrían ser perjudiciales a su salud! Aunque pueda parecer que cortar los carbohidratos es ideal para bajar de peso rápido, hay un riesgo muy real que activará los antojos de carbohidratos. ¿Alguna experiencia con la privación de hidratos de carbono? Primero se pondrá tenso, luego empezar a ansiar carbohidratos, especialmente el tipo equivocado como los almidones que se almacenan como grasa. Muchas personas simplemente ceden y es una obsesión, y aquellos que la mantienen pueden sufrir efectos secundarios severos. La deficiencia de la vitamina del grupo B es uno de los resultados, llevando a la fatiga y la ansiedad.

¿Sabía que la fuente principal de combustible para la energía del cuerpo proviene de los carbohidratos? ¿Sabía que los carbohidratos son también el alimento para la mente usado para alimentar su función? ¿Es de extrañar que talla carbohidratos, bocadillos de alto contenido de azúcar al estudiar duro, problema para resolver o usando una computadora? Los profesionales de la salud aconsejan que la eliminación de los carbohidratos de la dieta es contraproducente. Una estrategia mucho mejor es darle a su cuerpo el tipo correcto de carbohidratos que requiere.

Otros eliminan la carne de su dieta, pensando que esto es la manera de eliminar el exceso de grasa de sus cuerpos. De esta manera podrían estar perdiendo importantes vitaminas y minerales como el hierro, vitamina B12 y zinc. La deficiencia de hierro conduce a afecciones graves, como la anemia.

La proteína es un bloque de construcción esencial para el cuerpo y es necesaria para el crecimiento de nuevas células y tejidos. Si no come carne roja, es vital obtener suficiente proteína de otras fuentes, como las leguminosas, pescado, huevos y pollo.

Tomé varias clases de nutrición, nutrición holística, dietas comparativas y nutrición convencional, mi pensamiento era, si aprendo más, podría ayudar más a mis pacientes. Lo que descubrí que se debe de comer es lo que siempre había consumido, por eso nunca había subido de peso. Aquí están mis conclusiones:

Voy a explicar qué comer y qué no comer en pocas

palabras, más de una persona se confunden sobre este tema, inclusive los profesionales, tantas controversias sobre lo que se debería y no se debería comer, quiero pedirle un enorme favor, lea con una mente abierta, no deje que tu entendimiento en la manera de percibir. Sea consciente y escuche la información.

Algunos ejemplos de las polémicas que tenemos en la nutrición, comer carne cruda, veganos, vegetarianos, ingesta de proteínas (dieta Atkins), cocinar los alimentos, solo por mencionar algunas controversias. Creo que nuestro problema no es la misma comida, es la manera en que se está produciendo y el proceso; de ahí se determina qué es malo o bueno, durante siglos hemos estado comiendo carne, grasa, verduras, frutas, nueces, semillas y raíces.

El problema principal es el procesamiento de alimentos, también todo lo que estamos añadiendo a la comida para que dure más tiempo y para que luzca bonito en las estanterías.

Uno de los más grandes errores es decir genético, muchos de mis pacientes/clientes me dijeron que es genético, tengo que estar aquí porque mis genes no determinan las características determinarán la manera en que luce. Epigenetics ha comprobado que lo que come, lo que piensa, el estrés, entre otras cosas pueden ocasionar el aumento de peso y las enfermedades, no los genes, muy pocas enfermedades y condiciones están pre dispuestas por los genes, son menos del 5% , la información de los genes es fija pero por lo general son muy saludables.

El genoma cambiará debido a la comida o estilo de vida (estrés).

La actividad de los genes es cambiada por:

Lo que come, bebe, respira y toca

Cómo se siente

Lo qué piensa y cree

Estilo de vida

Lo que percibe

Aquí está una lista de lo que usted debe comer:

Si usted puede permitírselo, lo orgánico es mejor.

Frutas

Verduras

Nueces

Semillas

Raíces

Carnes

Aves de corral

Peces

Productos lácteos

y Grasas

Esto es lo que hay que evitar

Alimentos procesados

Alimentos refinados (azúcar, sal y harina)

Reducir la ingesta de granos

Evite las comidas hechas por el hombre a toda costa.

Evite los alimentos que se dice que son de dieta, 0 calorías, libre de azúcar, comida de dieta principalmente.

Es así de fácil, en cuanto a la nutrición es menos complicado aprender y entender por qué de las controversias. Los seres humanos han estado comiendo por más de 10000 años y dependen de donde viven, consumían lo que estaba disponible.

Si usted compra carnes, asegúrese de que la granja trate al animal humanamente, que coman granos, que no estén confinados en lugares pequeños y sean libre en la granja, orgánica si es posible.

Las grasas si se necesitan, siempre tenga en cuenta que nuestro cerebro es grasa, algunas funciones de nuestras necesidades necesitan la grasa, son necesarias, pero volviendo a la lectura de las grasas, no consuma las grasas hechas por el hombre, o extremadamente refinadas, aléjese de éstas.

Según la OMS (Organización Mundial de la salud), cocinar puede disminuir la cantidad de personas con sobrepeso y obesidad.

¿Qué cocinar?

Todo lo que se le antoje, alimentos frescos, crudos, comida vegetariana, vegana, etc... Tanto como se use el proceso de cocción, y este consejo solo le hará perder peso.

Evite restaurantes de comida rápida tanto como pueda, la mayoría de esos lugares tiende a utilizar alimentos de baja calidad, bajos en nutrientes y llenos de productos químicos que el cuerpo no necesita.

Evite estimulantes como la cafeína, los productos farmacéuticos, la mayoría de los estimulantes que han sido utilizados para bajar de peso y también la mayoría de esos productos, son altamente adictivos y tienen efectos secundarios graves para su salud.

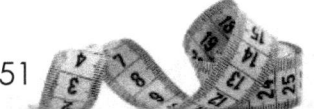

Los pacientes han usado farmacéuticos para bajar de peso, muchos de estos pacientes sufren los mismos efectos secundarios que un adicto a las drogas, las experiencias con drogas ilegales, la única diferencia es que una persona fue a ver a un doctor y el otro ni siquiera estaba cerca de un consultorio médico.

Consuma comida de estación, local, fresca y orgánica para mejor resultado, pero si no se puede tratar por lo menos cocine en casa, esto puede hacer una enorme mejora en tu vida.

Evite todo tipo de comida hecha por el hombre, minimice los alimentos procesados y los alimentos que se encuentra en el estante durante un largo periodo de tiempo. Una comida se estropea rápidamente en cuestión de horas, algunas duran máximo, un par de días.

Una gran idea para perder peso son la comidas más fresca en el súper; estos alimentos pueden proporcionarle nutrientes, y le satisfacen.

Eres lo que comes; comida sana, cuerpo sano, la comida puede cambiar su ADN, así es de poderosa.

Esto lo más básico, como si dijera en un colegio nutrición 101, en pocas palabras, probablemente ahora sabe más que un montón de gente que se considera experto.

Movimiento.

Lo único que necesitamos más que ejercicio es cualquier tipo de movimiento pero principalmente estiramiento, puedes hacer cosas simples como moverse alrededor de la casa, caminar por la casa, jardinería, pasear a los perros, subir y bajar por las escaleras, bailar, excursiones, etc. comprenda que cualquier movimiento es mejor que ningún movimiento en absoluto.

De acuerdo a la medicina deportiva es recomendable 1 hora y media de ejercicio intenso a la semana y 2 horas y

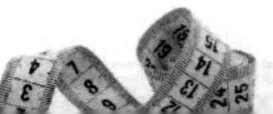

media de ejercicio moderado.

No hay nada como despertar en la mañana con la idea de ir al gimnasio a levantar pesas o correr en la caminadora. Después de un día de trabajo duro, el gimnasio es un lugar por el que no quiere ni pasar cerca. A veces, incluso la idea de hacer ejercicio en casa con su propio equipo puede ser menos que deseable.

A veces, tratar de llegar y mantenerse motivado para ejercitarse de forma regular puede ser un desafío. No importa cómo lo mire, el ejercicio puede ser francamente aburrido y tedioso a veces.

Entonces, usted puede preguntarse simplemente cómo podría conseguir la motivación que necesita para hacer ejercicio de manera regular.

Si se ha estado preguntando qué puede hacer para hacer el ejercicio más divertido, encontrará algunas ideas abajo. Esto puede ayudarle a hacer el ejercicio más divertido y un poco más fácil.

Puede hacerlo divertido; involucrando a su mejor amigo en su rutina diaria de movimiento.

Puede desafiarse unos a otros, ayudarse mutuamente, manténgase motivados el uno al otro.

Puede inventar algunos movimientos, aunque se ría, es muy bueno, o simplemente haga un juego fuera de sus programas de ejercicio.

También puede probar algo diferente. Si va al gimnasio todos los días y usa la misma pieza de equipo o utiliza la misma pieza de equipo en casa, debería probar mezclando las cosas.

Revierta su rutina o simplemente cambie el orden de los ejercicios.

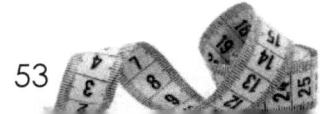

Vaya a un parque de la ciudad que cuente con equipos de patio y tenga área diapositiva, suba en el juego de barras, haga abdominales con agarre, cuelgue de sus rodillas, deje que su imaginación le guíe. No siempre tiene que seguir una estricta rutina, simplemente salga y diviértase trabajando tus músculos.

Un circuito al aire libre en el parque también es algo que puede probar. Hay algunos parques que tienen cursos de circuito con un curso previsto donde todo lo que tiene que hacer es caminar o correr a cada estación y seguir las instrucciones. Si no hay un curso previsto, entonces debería hacer una combinación de correr y caminar, recorriendo una distancia de unos cientos de metros. Correr 100 metros y después bajar y hacer un par de flexiones, caminar los próximos 100 metros y luego soltar para sentarse ups.

También puede andar en bicicleta en su vecindario o caminar por un sendero. Un paseo en el parque o en su vecindario también es una gran manera de hacer algo de ejercicio. Hacer yoga en el parque o en una playa también es una manera agradable y relajante para ejercitar su cuerpo y mente.

Jugar un deporte competitivo es también algo que puede probar. Muchas ciudades tienen actividades de equipo como el softbol, voleibol, tenis, fútbol y así sucesivamente. Este tipo de actividades no sólo le proporcionará un buen ejercicio, sino que también conocer gente nueva le ayudará. Cuando se mueva, trate de imaginar sus músculos cada vez más grandes. Las investigaciones han demostrado que si concentra todos sus pensamientos en los músculos que está trabajando, ellos responderán mejor. Trate de verlos trabajar con cada repetición mientras sus músculos se contraen y relajan.

Como puede ver, hay muchas maneras en que puede hacer al ejercicio más divertido e interesante. No debe seguir la misma rutina día tras día ya que puede hacer muchas otras cosas para hacer un poco de ejercicio.

Lo importante es que siempre debe intentar incorporar ejercicios en cualquier forma diferente en su vida cotidiana y hacer de estos hábitos el tipo de hábitos que perdurarán toda la vida.

Estos son los beneficios del movimiento:

Evita el exceso de peso.

Ayuda a mantener la pérdida de peso.

Mejora su estado de ánimo

Mejora la autoestima

Mejora la fuerza muscular

Ayuda a mantener la flexibilidad

Ayuda a mantener la vitalidad

Ayuda a reducir el estrés

Eleva la energía

Le hace lucir más joven

Ayuda a dormir mejor

Combate las enfermedades y las condiciones de salud

Pone chispa nuevamente en su vida sexual

La actividad física es una gran manera de sentirse mejor, obtener beneficios para la salud y divertirse. Recuerde consultar a su médico antes de comenzar un nuevo programa de ejercicio, especialmente si usted no se ha ejercido durante mucho tiempo, o tiene problemas de salud crónicos, tales como enfermedad cardíaca, diabetes o artritis, o tiene alguna preocupación.

El Tai Chi, Yoga, Qi Gong, son más que sólo movimiento, incluyen también la parte de la respiración que puede dar otra ronda de cientos de beneficios, también este tipo de actividad es leve en las uniones, ayuda con la flexibilidad de las articulaciones y ayuda en el alivio de dolores.

Estas son algunas buenas ideas de lo que puede hacer.

Un entrenamiento para personas que no quieren hacer ejercicio

Hay buenas noticias para las personas que desean perder peso sin renunciar a la televisión. Ahora hay un nuevo ejercicio para adictos y personas que creen que están demasiado ocupados para encontrar tiempo para hacer ejercicio.

Como el tiempo apremia, muchos estadounidenses están recurriendo a formas creativas de ejercicio. En una reciente encuesta realizada por Harris Interactive para la sociedad norteamericana, tres de cada cuatro personas dijeron que usaron las escaleras en lugar del ascensor en el trabajo, 58 por ciento dijo que empezaron a estacionar sus autos lejos en estacionamientos y casi la mitad reportó caminar mientras estaba al teléfono.

Al mismo tiempo, sin embargo, 46 por ciento de las personas se describieron como adictos--un importante factor que contribuye a tener sobrepeso. Muchos adultos dicen que se han demorado trabajando para poder hacer otras actividades, como ver televisión, dormir, hacer las tareas del hogar o trabajo.

Aproximadamente tres de cada cuatro adultos dijo que se ejercitaría más si ellos pudieran incorporarlo a sus rutinas diarias, sin embargo, y la mayoría de los adultos dicen que se ejercitarían más a menudo si ellos pudieran hacerlo en casa. Entre los amos del sofá, a un 80 por ciento le gustaría hacer más ejercicio, pero no tienen el tiempo.

Mientras tanto, más de 4 millones de estadounidenses

sufren problemas de disco de la espalda. Uno de cada cuatro estadounidenses después de los 30 años, tendrá dolor de espalda recurrente y uno en 14 buscará atención médica para la espalda o dolor en el cuello este año, un total de casi 14 millones visitas por año. El dolor de espalda es la segunda razón más común por la que la gente visita a un médico. El dolor de espalda y cuello resulta en más días de trabajo perdidos que cualquier otra condición. Debido al absentismo, los médicos y otros gastos relacionados, el costo de las lesiones dorsales excede $ 80 billones cada año en los Estados Unidos. El ejercicio es una manera de evitar problemas de espalda.

Es por eso qué es importante encontrar tiempo para incorporar el ejercicio en su rutina diaria. Además de cosas tales como subir escaleras y estacionarse más lejos, hay una serie de divertidas formas para crear oportunidades para ejercitarse con sus tareas:

Alfabeto con los pies. Este ejercicio puede hacerse en cualquier lugar en que usted esté sentado, excepto mientras la conduce. No debe ser difícil encontrar un lugar. Simplemente escriba el alfabeto en el aire con cada uno de sus pies y los tobillos. Usted puede hacer las letras en mayúsculas o minúsculas y, de hecho, en cualquier idioma que guste. Haciendo esto dos o tres veces en cada tobillo comenzará a fortalecer el tobillo y mantener o mejorar el movimiento.

Rotar el cuello la lavar platos. Este ejercicio es fácil de realizar mientras hace la siempre divertida tarea de lavar los platos. Mientras está ahí en el fregadero, gire lentamente la cabeza a una posición hacia la derecha, intentando extender la punta de la cabeza lo más lejos posible. Después de tres o cuatro rotaciones, repita el ejercicio en una posición en sentido contrario. Recuerde que estas rotaciones deben hacerse lentamente y en un rango de movimiento libre de dolor. Además de aumentar la flexibilidad del cuello, estos ejercicios pueden acortar el tiempo de lavar platos.

La lavandería. La cesta se pone directamente delante de

usted y la lavadora o secadora directamente detrás. Agarre uno o dos prendas sucias, pase sobre la cabeza lentamente y deje la ropa en la lavadora. Empiece de nuevo, con ropa seca, luego el progreso para la ropa mojada de la lavadora a la secadora.

Muñeca remoto ascensores. Esto puede hacerse en cualquier tarde de domingo viendo varios partidos de fútbol. Simplemente tome el control remoto (use el control remoto más grande que tenga) y, estando sentado viendo su equipo o película favoritos y con el brazo apuntando hacia la TV, apunte el control remoto hacia el techo, mueva su muñeca solamente. Manténgala ahí durante 10 segundos, luego apunte a la planta, otra vez solamente mueva la muñeca. Repita esto tres o cuatro veces durante cada comercial. Tenga cuidado de no cambiar accidentalmente el canal al hacer este ejercicio o puede irritar a quienes están viendo la TV con usted.

Estas son sólo algunas ideas de "el entrenamiento teleadicto 101: ¡ejercicios que puedes hacer en casa!" por Joel M. Press, M.D., Presidente de la sociedad norteamericana de columna y director médico de la columna y el Instituto de deportes en el Instituto de rehabilitación de Chicago. "El entrenamiento teleadicto" describa numerosos ejercicios prácticos y funcionales que la gente puede hacer para desarrollar fuerza, equilibrio y flexibilidad como parte de su rutina diaria normal.

Usted todavía puede ejercitarse--sólo necesita encontrar maneras ingeniosas. "La idea es seguir adelante," dice la experta en fitness Ann Grandjean, EdD. "Consiga un teléfono inalámbrico o ponga un cordón largo en su teléfono y camine cuando habla. Encuentre qué funciona para usted y muévase. Estaciónese a un kilómetro del centro comercial y camine. Tome las escaleras en lugar del ascensor. Esas cosas diminutas cuentan poco a poco. "

Cada momento encontrado suma

Si usted piensa que las ráfagas cortas de actividad tienen un

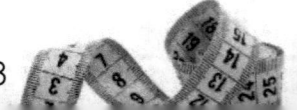

efecto insignificante en su programa de acondicionamiento físico, piénselo de nuevo. Un estudio halló que las mujeres que dividen su ejercicio en incrementos de 10 minutos eran más propensas a ejercitarse constantemente y perdieron más peso después de 5 meses, que las mujeres que se ejercitaban durante 20 a 40 minutos a la vez.

En un estudio llevado a cabo en la Universidad de Virginia, el fisiólogo del ejercicio Glenn Gaesser, PhD, se les pidió a hombres y mujeres que completaran de 10 a 15 minutos de rutinas semanales de ejercicio. Después de 21 días, la aptitud aeróbica de los voluntarios era igual a la de personas jóvenes de 10 a 15 años. Su fuerza, resistencia muscular y flexibilidad son iguales a los de la gente hasta 20 años más joven.

En otro estudio, los investigadores de la Facultad de medicina de Johns Hopkins en Baltimore encontraron que para mejorar la salud y fomentar el deporte en adultos inactivos, muchas explosiones cortas de actividad son tan efectivas como los entrenamientos estructurados más largos. "Sería útil para la gente a salir de la mentalidad de todo o nada y que si no hacen ejercicio durante 30 minutos, están perdiendo su tiempo," dice Gaesser.

Dividir el ejercicio en trozos pequeños en sus días sobresaturados también puede mantener su confianza, dice Harold Taylor, experto en gestión de tiempo y dueño de Harold Taylor Consultores de Tiempo en Toronto, quien ha escrito extensamente sobre el tema. "Omitir un ejercicio es en conjunto 'desmotivacional'--te sientes deprimido y culpable,", dice Taylor. "Si usted lo omite, tiende a pensar, ' de qué sirve? No puedo seguir con él de todos modos. " Aún mientras hace un esfuerzo cada día, eso lo motiva a ir adelante. El éxito llama al éxito."

Tenga en cuenta, sin embargo, que las ráfagas cortas de ejercicio están destinadas a complementar, no a reemplazar su rutina de deportes regular. Aquí está un resumen de maneras prácticas de ejercicio en su día incluso cuando "no tiene tiempo para hacer ejercicio." (No tiene que hacerlo todo en 1 día; seleccione lo que funciona para usted.)

Para mí, pasear a los perros y jugar vóley funciona muy bien, puede que incluso inventase cualquier movimiento de estilo libre que pueda brindar todos los beneficios. Lo último es ser creativos, encontrar algo divertido y disfrutar de eso.

Toxicidad química.

Se cree que los productos químicos dentro de su cuerpo se encapsulan en grasa y agua, entonces se almacenan en el cuerpo. Nos bombardean con productos químicos en el agua, en nuestra alimentación, en el cuidado de la piel, en nuestro aire, en nuestros productos de limpieza, nuestra cocina, en nuestro suelo, en todas partes. Vivir sin productos químicos es imposible últimamente, la mayoría de nosotros tenemos una misma cantidad de productos químicos en nuestro cuerpo.

La buena noticia es que pequeños cambios pueden hacer una gran diferencia.

Aquí hay sólo algunos síntomas en nuestro cuerpo cuando hay toxicidad química.

Fatiga

Depresión

Exceso de peso

Niebla cerebral

Distensión abdominal

Dolores de cabeza

Dolor en las articulaciones

Picazón en la piel

Antojos de dulces

Insomnio

Estreñimiento

Las personas que empiezan a eliminar las toxinas de su dieta muestran mejorar la salud física, mental y emocional después de la primera semana.

¿De dónde vienen las toxinas?

Contaminación

Metales pesados

Pesticidas

Alcohol

Medicamentos recetados

Aditivos alimentarios

Nuestro metabolismo normal

Escape del coche

Acumulación de bacterias intestinales en nuestro cuerpo

Las enfermedades se proliferan en un cuerpo ácido, no en un cuerpo alcalino, tienes que tene pH 7.5 o mayor, los productos químicos tienden a convertirse en ácidos adentro de su cuerpo.

Para lo que comemos alimentos alcalinos:

Elimina las toxinas de su cuerpo

Mejora la función inmune

Evita que los parásitos, gérmenes y enfermedades proliferen

Retardar el proceso de envejecimiento

Reducir el dolor de la inflamación y el cuerpo

Aumenta la energía y la longevidad saludable

Alimentos alcalinos

Verduras/vegetales de hojas verdes Carne/productos lácteos

Granos enteros Refinados/procesados

Cítricos

Fruta

Agua

Limón/vinagre de manzana

Té verde

Aquí está una lista de algunos usos comunes de los productos químicos en los aerosoles.

Peores efectos ambientales.

Metoxicloro: Los pesticidas, las células de grasa acumulada.

Paradiclorobenceno: causa cáncer

Fenol: Inflamable, corrosivo y muy tóxico.

Formaldehído: Admitido por la EPA para ser un causa de

cáncer.

Benceno: Interrumpe las hormonas, puede causar defectos de nacimiento.

1.4 – BCD reduce la función pulmonar

Irritante pulmonar Naphatalene, ligado a problemas de sangre, riñón y hígado.

El color rojo añadido a los alimentos tiene los siguientes efectos secundarios;

Carcinógenos, cambio de aumento de ciertos tumos, hiperactividad en los niños, (el color se encuentra en dulces, cereales, postres, medicamentos y cosméticos, entre otros).

El color amarillo; se cree que está relacionado con el mal comportamiento en los niños (encontrado en dulces, productos farmacéuticos y cosméticos, entre otros).

Azul, sospechosos de causar tumores renales, (se encuentra en bebidas, dulces, cereales, gelatina y cosméticos entre otros)

Además, se añade a la alimentación el embalaje plástico que se usa en la industria alimentaria, se cree que se descompone en las hormonas.

Esto es sólo parte de lo qué es la toxicidad química, antes de usar algo en su coche, con su familia y en todo lugar por favor asegúrese de lo que está consumiendo, cuidado con los cosméticos, revise el surtidor de agua, trate de evitar todos los químicos tanto como pueda.

Estrés

Según el diccionario médico es un factor físico, mental o emocional que causa tensión corporal o mental. Las tensiones pueden ser internos o externos (de las situaciones ambiente, psicológicas o sociales) (enfermedad, o de un

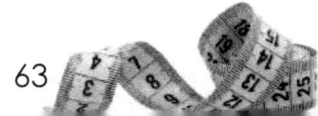

procedimiento médico). El estrés puede iniciar la respuesta de "lucha o huida", una reacción compleja de sistemas neurológicos y endocrinológicos.

Aquí hay otra definición de estrés muy similar, es la tasa de desgaste en el cuerpo como resultado de la ansiedad, preocupación, trauma o agotamiento, de una situación difícil o desafiante.

El estrés es la reacción del cuerpo al estímulo primario: de peligro.

El estrés es percibido por los seres humanos como algo amenazante a su bienestar mental, emocional o físico.

Bajo estrés, las personas pueden experimentar confusión, pérdida de control, comportamiento anormal y miedo irracional. Cuando el cuerpo se ve amenazado con peligro, inmediatamente produce las hormonas del estrés.

El estrés es algo natural de nuestro cuerpo, es un mecanismo de defensa en la medicina llamado correr o luchar, esto nos prepara para estar listos en caso de emergencia. En la escuela lo explican así; usted está acampando en medio del bosque y luego aparece un oso, eso o va a hacer huir o correr o luchar por su vida, en ese preciso momento necesita cambiar toda la fisiología de su cuerpo para la digestión, envía más sangre a las extremidades para correr o pelear, las pupilas se dilatan para que ver mejor, el corazón tiene que trabajar más rápido para bombear más sangre a las áreas que se necesiten.

Este mecanismo es bueno, se tiene en caso de sobrevivencia para nosotros, pero es un problema cuando lo usamos más de lo que se necesita, si esto continua, es cuando usted tendrá problemas con su salud.

Los estimulante en las comidas o bebidas tienen los mismos efectos, he oído a mucha gente mencionar, -sino bebo café por la mañana no funciono-, porque el café les da energía. No es energía, es su cuerpo en estado de emergencia.

¿Qué causa el estrés?

Aquí está una lista de factores externos e internos.

Factores externos de trabajo, relaciones, casa, ambiente físico y todas las situaciones, retos, dificultades y expectativas a las que se enfrenta a diario. Los factores internos determinan la capacidad del cuerpo para responder a y lidiar con los factores externos inductores de estrés. Los factores internos que influyen en su habilidad para manejar el estrés incluyen su nutrición, niveles generales de salud y deportes, bienestar emocional y la cantidad de horas que duerme y descansa.

El estrés excesivo es la causa de la enfermedad o el detonador para casi todas las enfermedades, puede manifestarse como síntomas físicos o síntomas emocionales y en cada individuo puede manifestarse de diferentes maneras.

Ansiedad, irritabilidad, dolores de cabeza, tensión muscular, problemas gastrointestinales, fatiga y puede cambiar sus hábitos de dormir.

La experiencia del estrés es altamente individualizada. En lo qué consiste el estrés abrumador para una persona, no puede ser percibida como estrés por otro. Asimismo, los síntomas y signos de estrés mal administrado serán diferentes para cada persona.

Para evitar el estrés necesitaría evitar la vida.

Hay tres etapas que una persona atraviesa en respuesta a situaciones de la vida:

Fase de alarma

El cuerpo entra en un mecanismo de huida o lucha en respuesta a una situación en la vida.

Por ejemplo, un coche de policía pone su sirena detrás de

usted.

La etapa de resistencia

El cuerpo o se adapta a la amenaza con éxito, se le resiste y retorna a la normalidad.

La fase de agotamiento

El cuerpo es incapaz de volver a la normalidad como en la fase B. Esto puede ocurrir de una prolongada experiencia desagradable, baja resistencia corporal o algún tipo de mal funcionamiento del cuerpo.

En la fase de agotamiento, el cuerpo reacciona continuamente reaccionando como si tuviera que huir o pelear. Esta respuesta aumentada provoca que ciertas hormonas se eleven, principalmente de las, glándulas suprarrenales.

Las hormonas suprarrenales causan los siguientes cambios en el cuerpo:

Pérdida de la capacidad de digerir,

Una disminución en la circulación al corazón,

Una disminución de las defensas inmunes del cuerpo al reducir el número de glóbulos blancos,

Llevar a una disminución de oxígeno en las células

Estas reacciones con el tiempo conducen a una serie de severos problemas de salud.

Hormonas del estrés adrenal:

Cortisol: Eleva el azúcar en la sangre y detiene la respuesta inmune.

Adrenalina: Estimula los músculos cardíacos.

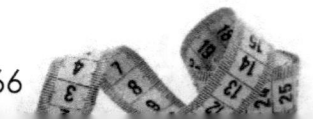

Norepinefrina: Constriñe los vasos sanguíneos, reduce el oxígeno a las células, inhibe la musculatura gastrointestinal y aumenta la actividad cardíaca.

Estas glándulas se pueden dañar, no sólo por el estrés, sino al consumir demasiada cafeína y azúcar.

Se ha encontrado que la vitamina C y ciertos alimentos ayudan a reparar y mantener una buena salud de las glándulas suprarrenales.

Las glándulas suprarrenales son consideradas por algunas autoridades como las "glándulas del sueño", porque cuando estas glándulas son débiles, ocurren a menudo problemas para dormir.

En algunos experimentos con gente que tiene altos niveles de estrés, tienden a desarrollar más resfriados y mayores incidentes de muerte por enfermedad cardíaca.

Los primeros síntomas del estrés son:

Dolores de cabeza

Fatiga

Dolor y tensión en el cuello, hombros o espalda baja

Irritabilidad

Problemas para dormir

Alergias y sinusitis

Problemas digestivos

Si usted tuvo más de un síntoma de estrés o está teniendo ese síntoma más de una vez por mes, su cuerpo tiene un desorden de estrés. El estrés afecta a cada persona en diferentes áreas de su cuerpo. Si usted tiene un cuello débil, el estrés le afectará en el cuello.

Si usted tiene un estómago débil, el estrés puede afectarlo, causando úlceras, reflujo ácido y otros problemas digestivos. Para que el cuerpo se cure a sí mismo y supere los efectos negativos del estrés, necesita un flujo constante de sangre y nutrientes a todos los tejidos y órganos.

Cuando hay una interrupción en el flujo adecuado de sangre y nutrientes en el cuerpo, se debilitan mas unas áreas de su cuerpo. Esta interrupción puede ser causada por trauma físico de caídas o accidentes, tensión acumulada, estrés químico, ansiedad.

La relación es que el estrés aumento de peso al cuerpo cuando está bajo estrés, tiende a inflamarse por que libera un alto contenido de cortisona, esta tiende a inflamar el cuerpo, es lo que usan por lo general los atletas después de lastimarse en el juego o entrenamiento, después nuestro sistema digestivo no funciona como debe ser, como mencioné antes, una de las principales razones para el aumento de peso es incapacidad para excretar los desechos. El estrés puede hacer funcionar mal a las hormonas esto también puede ocasionar sobre peso.

¿Qué puede hacer para reducir los efectos nocivos del estrés?

Participar en algún tipo de ejercicio y relajación. Un estudio reciente dio seguimiento a 40.000 mujeres posmenopáusicas por 7 años. Quienes participan regularmente en actividades moderadas tuvieron una tasa de mortalidad 41% más baja que aquellas que no se ejercitaron. La Universidad Estatal de California encontró que 10 minutos son suficientes para aumentar la energía, alterar el estado de ánimo y provocan una actitud positiva durante 2 horas.

Un estudio realizado durante 7 años por la Universidad de Minnesota, con 12.000 hombres, se encontró que quienes caminaron o hicieron un ejercicio similar un promedio de tan solo 20 minutos al día tienen 37% menos probabilidades de morir de enfermedad coronaria que aquellos que se ejercitaron menos que eso.

Fuente: Consumer Reports sobre la salud, abril de 1998

Risa, una investigación realizada en la Universidad de Loma Linda demostró que un bajo nivel de estrés en el cuerpo, disminuir la presión arterial y el aumento de glóbulos blancos mejoran su inmunidad. Fuente: Estrés: 63 maneras de aliviar a tensión y mantenerse saludable, Inlander, Charles B. y Moran, C., p.

Un estudio reimpreso en julio/agosto 1995 que trata la salud de los hombres, demostró que los niños ríen 400 veces al día mientras que los adultos ríen 15 veces.

Para reducir los efectos nocivos del estrés, uno debe comer una dieta sana, hacer ejercicio con regularidad y asegurarse de que su cuerpo no tiene ninguna interferencia con el flujo normal de sangre y energía.

Reduzca su ingesta de azúcar, completadas por el USDA, las encuestan muestran que el consumo de azúcar ha aumentado casi anualmente desde 1982. Fuentes de este azúcar comúnmente incluyen azúcar de caña y remolacha – y el jarabe de maíz y azúcar de maíz. La causa de este incremento se relaciona grandemente con azúcares agregados dentro de una amplia variedad de populares refrescos y alimentos procesados chatarra.

El consumo de refrescos ha aumentado drásticamente desde décadas anteriores con las corporaciones de las principales bebidas ganando miles de millones de dólares en ventas. Se estima que aproximadamente el 33% de la ingesta de azúcar añadida es exclusivamente del consumo de bebidas gaseosas. Los anuncios de las marcas de refrescos diferentes se observan en revistas, vallas publicitarias, televisión y películas – pero lo que estas corporaciones de bebidas no anuncian es que las bebidas azucaradas son el único alimento que se ha demostrado que aumenta el riesgo de obesidad, que a su vez aumenta el riesgo de enfermedad cardíaca, accidente cerebrovascular, diabetes, cáncer y otras enfermedades. Estudios llevados a cabo en 2012 concluyeron también que comer mucha azúcar también puede afectar la habilidad de pensar con claridad debido a que conduce al deterioro de las células cerebrales.

24g de azúcar es bebida energética con 27g de helado con igual a 84g de azúcar es igual a la de azúcar es igual a 6 cubos de terrones de azúcar 7 de terrones de azúcar 21 de azúcar.

¿Cuánta azúcar está consumiendo diariamente dentro de estos alimentos comunes?

Aquí están algunos efectos secundarios negativos de azúcar:

El azúcar puede aumentar sus niveles de estrés

El azúcar puede suprimir el sistema inmunológico.

El azúcar interfiere con la absorción de calcio y magnesio.

El azúcar puede debilitar la vista.

El azúcar puede causar hipoglucemia.

El azúcar puede causar un rápido aumento de los niveles de adrenalina en los niños.

El azúcar contribuye a la obesidad.

El azúcar puede causar artritis.

El azúcar puede causar enfermedades del corazón y enfisema.

El azúcar puede contribuir a la osteoporosis.

El azúcar puede aumentar el colesterol.

El azúcar puede conducir al cáncer de próstata y cáncer de ovario.

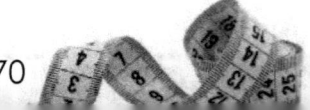

El azúcar puede contribuir a la diabetes.

El azúcar puede causar enfermedad cardiovascular.

El azúcar puede hacer la piel más vieja cambiando la estructura del colágeno.

El azúcar puede producir un aumento significativo en los triglicéridos.

El azúcar puede aumentar la retención de líquidos del cuerpo.

El azúcar puede causar dolores de cabeza, incluyendo migrañas.

El azúcar puede causar depresión.

El azúcar puede contribuir a la enfermedad de Alzheimer.

En los cuidados intensivos, limitar el azúcar salva vidas.

Reduzca el estrés para perder peso, vivir sano y vivir más tiempo.

Problemas emocionales:

Tú haces lo que sabes, no lo que no sabes.

Lo que significa que actuar donde nunca sabes, con respecto a su historia, cómo usted tiene que por las personas que cuidan de ti, entonces su mente refiere las cosas a su manera.

Aquí están algunas preguntas que debería hacer si usted gana peso junto a problemas emocionales:

¿Come cuando estás ansioso?

¿Qué come?

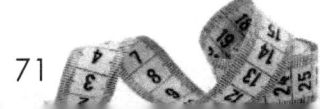

¿Qué pasa cuando tiene antojos?

¿Cuando tiene los antojos?

¿Está buscando comida?

¿O comes por otro motivo?

¿Está satisfecho con su carrera?

¿Está satisfecho con sus relaciones?

¿Está satisfecho con el camino espiritual?

¿Le gusta la creatividad?

Tuve un cliente que antes era obeso, todo lo que hacíamos fallaba; él siempre decía algo muy interesante, me gusta la comida que está envuelta, le pregunte ¿qué quería decir eso? Respondió como los tacos, burritos, hamburguesas, perros calientes, tortas (similar a la hamburguesa), sabe. No quiero comer ningún otro tipo de alimentos, esa es la comida que me gusta.

Él tenía muchos problemas con su madre creía que su madre no lo quería; ella siempre comparándolo con su otro hijo, el más joven, siempre dijo que su madre le dijo que su hermano era un buen cantante, era un mejor estudiante, tenía mejor aspecto, etc.. Un día le pregunté ¿cuáles son los mejores recuerdos de su vida? Dijo que cuando era un niño, y luego le pregunte; ¿por qué? Respondió mi mamá me dejo en la casa de mis abuelos; ellos son los que cuidaron de mí, me dieron un lugar para vivir y comer. Así que para mí, mi abuela y mi abuelo son mis padres. Pero ese fue el mejor recuerdo que tuve, especialmente cuando mi abuelo al volver del trabajo, se sentaba en su silla, después me decía que me subiera a sus piernas, inmediatamente después le decía a mi abuela "vieja dale un taco a mi hijo"; mi abuela corría hacerme un taco para dármelo. Vea la relación entre el taco y lo envuelto que le gustaba a mi cliente.

A veces la relación con su adicción era algo relacionado con su historia, su mente interpreta las cosas de esta manera como lo envuelto. Él siempre sentía que estaba compitiendo con su hermano, por el amor de su madre, que incluso se convirtió en una celebridad de la radio.

Nuestra historia es lo que la mayoría de las veces causa nuestras impresiones. La mente a veces distorsiona la realidad para proteger y aprovechar al máximo, como una forma de mantenernos a salvo.

Una de las principales razones para que la mayor parte de los programas para bajar de peso no son exitosos, es que muchos profesionales no comprenden el comportamiento humano, y especialmente cuando cada uno de nosotros tenemos nuestra propia mente y tiene una única historia.

He tomado algunas clases en el Instituto de nutrición Integrativa.

Nos enseñan acerca de los alimentos primarios y secundarios.

Los alimentos primarios son nuestras necesidades del alma, que no son los alimentos para el cuerpo. La analogía es básicamente que necesitamos más comida; necesitamos comida para nuestra alma, llenar todo lo que necesita el alma.

La idea es que todas nuestras necesidades sean cubiertas en nuestro cuerpo para obtener la homeostasis, si no tenemos los alimentos primarios y secundarios, nuestro cuerpo será el reflejo o una copia de nuestra mente inestable.

Esto es relevante para el peso que tenemos y esta es una de las principales razones por la que la mayoría de la gente no pierde peso permanentemente.

Según Harvard University la felicidad se puede lograr haciendo ciertas actividades que nos gusten, ciertas ac tividades nos pueden producir serotonina y dopamina, sustancias químicas en el cerebro que nos hacen sentir felices. Perder peso también se puede lograr si hace determinadas actividades, el cerebro cambia automáticamente los antojos, tiende a agregar automáticamente los hábitos más saludables.

Lo recomendado es hacer pequeños cambios para la mente aceptándolos como propios; esto es cierto, algunas técnicas como el EFT, hipnosis, la ley de atracción, incluso rezar funcionan muy bien porque hacen tocar las áreas del cerebro que son más poderosas. Siempre le digo a la gente que todo nuestro poder se encuentra en la mente, eso es lo que te forma o te rompe.

Las dietas pueden arruinar su relación con la comida, esto puede causar más aumento de peso porque su cerebro le jugará trucos una y otra vez, este es uno de los principales motivos de que estén relacionados.

Perder peso puede darle muchas ventajas como ya comentamos, es para su conveniencia perderlo de la manera correcta, de forma saludable, evitar compañías inescrupulosas que lo único que ven es el aspecto de negocio.

Conclusiones: éstas son mis recomendaciones finales.

Asegúrese de que el programa en el que se inscriba, sea seguro y completo.

Que cubra todos los aspectos del problema, tiene que incluir nutrición, algo para el movimiento, un programa de desintoxicación incorporado en él (para la eliminación de productos químicos), manejo del estrés y finalmente una maneras simples para ayudar al cerebro a cambiar los malos hábitos (por cuestiones emocionales).

Evitar procedimientos que pueden causar más daño a largo plazo.

Evitar pastillas mágicas que pueden causar efectos secundarios negativos o la muerte.

Entrar en un programa tan pronto como sea posible, amarse a uno mismo.

Sea paciente con el proceso, no se trata de qué tan rápido puede hacerlo, sino cuánto tiempo puede mantenerlo.
Ame a la vida, disfrútela y sea feliz.

La importancia otra vez de un programa completo, es que sea sostenible y que se pueda disfrutar el proceso para que pierda esas libras de más para siempre.

Los programas que ofrezco además de ser completos son muy sencillos, simples, fáciles, accesibles y divertidos. Algo que puede hacer en cualquier lugar en que se encuentre, sin ningún equipo especial.

Vuelva a las actividades que disfruta (ciclismo, buceo, baile, etc. usted me entiende).

Sea sano para disfrutar de tu cuerpo, aumentar su felicidad para disfrutar de su vida y perder peso para tener una segunda oportunidad en la vida.

Transforme su cuerpo con facilidad, empiece hoy, no se demore.

Quiérase un poco, cambie sus hábitos alimenticios, de prioridad a su auto-cuidado, elija alimentos sanos para usted y sus seres queridos, y debe recordar que no hay una dieta que funcione para todo el mundo.

Trabajo con mis clientes para ayudarles a crear felicidad, una vida sana en una forma flexible, divertida y libre de negación y experiementar un aumento en la felicidad en general. Hace cambios graduales, los cambios permanentes le permiten alcanzar sus metas de salud actuales y futuros.

Imagine cómo sería su vida si hubiera descubierto las herramientas que necesita para una vida equilibrada. Pensamientos claros, con energía y emoción cada minuto para que logre sus metas.

Es raro que se consiga una hora para trabajar en la mejora de su salud con un profesional.

Mis programas proporcionarán las herramientas para personalizar su programa para lograr un estilo de vida de saludable y equilibrada.

Es importante que alguien que está perdiendo peso tome en consideración lo siguiente:

Establezca y cumpla objetivos.

Explore nuevos alimentos.

Comprenda y reduzca los antojos.

Aumente la energía.

Siéntase mejor con su cuerpo.

Mejore sus relaciones personales.

Si desea inscribirse en un programa la próxima vez, no olvide hacer preguntas y asegúrese de que éste es un programa que le ayudará en el corto y largo plazo.

Obtenga Gratis 10 Tips para perder peso fácilmente , visite www.saludablefelizdelgada.com

Si tienes salud, probablemente estarás feliz, si tienes salud y
felicidad, tienes toda la riqueza que usted necesita, incluso
si no es todo lo más quieres.

~ Elbert Hubbard